LA
SAVOIE THERMALE

ET
MINÉRALE

MONOGRAPHIE DES EAUX MINÉRALES

DES

DEUX DÉPARTEMENTS DE LA SAVOIE ET DE LA HAUTE-SAVOIE

V. BARBIER

Directeur des Douanes, Vice-Président de l'Académie de Savoie, etc.

OUVRAGE ORNÉ D'UNE CARTE DES EAUX
MINÉRALES ET DE VUES PHOTOGRAPHIQUES
DES PRINCIPALES STATIONS

CHAMBÉRY
IMPRIMÉRIE SAVOISIENNE, PIERRE CARRON
—
1878

Double

[& photos collées mq)

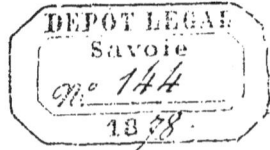

LA

SAVOIE THERMALE

ET

MINÉRALE

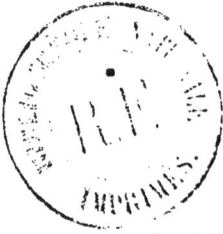

MONOGRAPHIE DES EAUX MINÉRALES

DES

DEUX DÉPARTEMENTS DE LA SAVOIE ET DE LA HAUTE-SAVOIE

V. BARBIER

Directeur des Douanes, Vice-Président de l'Académie de Savoie, etc.

OUVRAGE ORNÉ D'UNE CARTE DES EAUX
MINÉRALES ET DE VUES PHOTOGRAPHIQUES
DES PRINCIPALES STATIONS

CHAMBÉRY
IMPRIMERIE SAVOISIENNE. PIERRE CARRON

1878

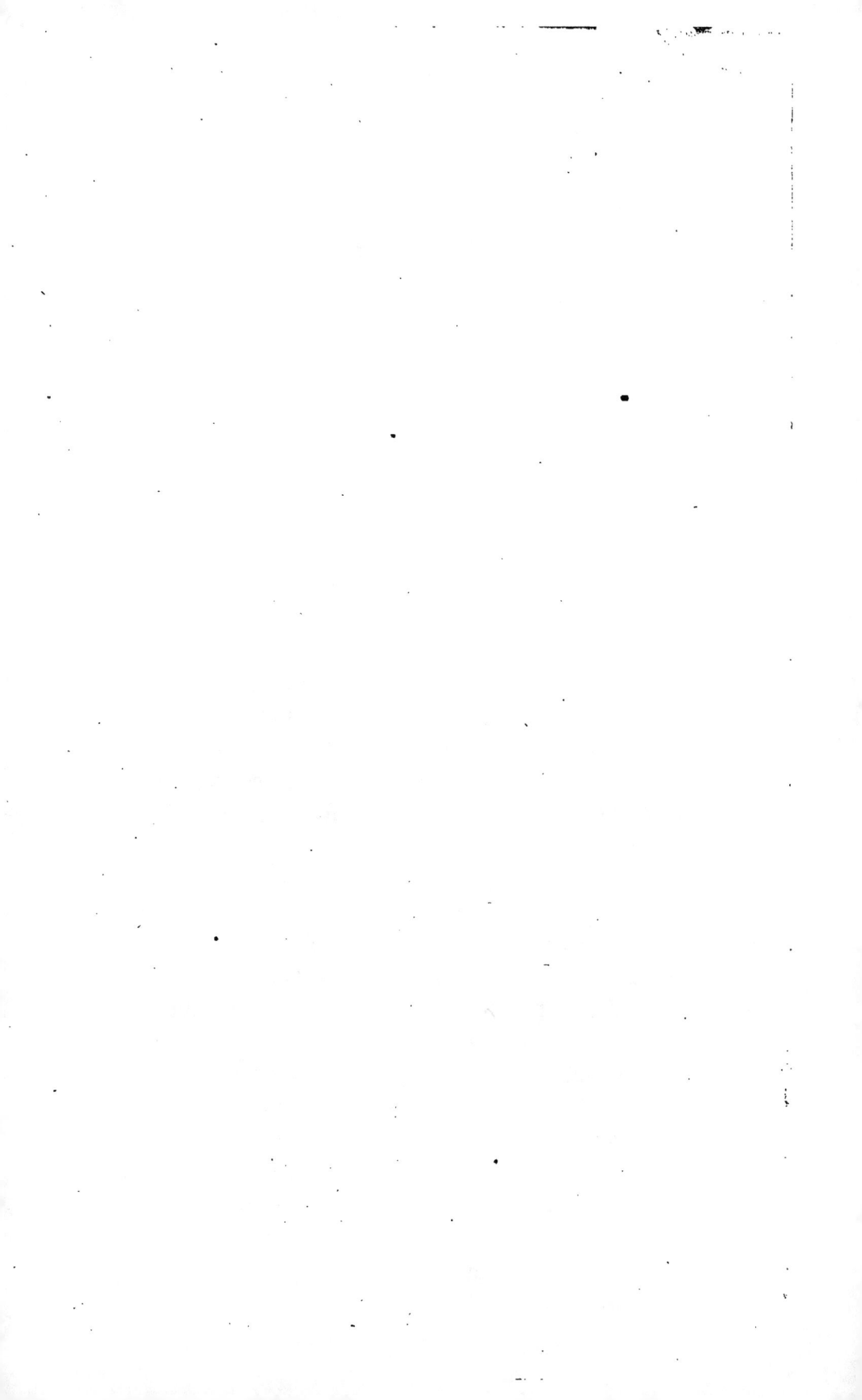

PRÉFACE

Si les touristes, qui commencent à parcourir en
grand nombre les montagnes de la Savoie, sont gui-
dés le plus souvent par ce sentiment de curiosité qui
s'attache à toute excursion nouvelle, ou par l'attrait
de la difficulté vaincue ; si les nobles et persévérants
efforts, tentés chaque jour par le Club-Alpin français
pour développer le goût des ascensions et des courses
de montagnes qui ont fait la fortune d'un pays voisin,
sont couronnés d'un plein succès, il est cependant
des organisations qui, tout en ne restant pas indif-
férentes aux splendeurs de la nature, cherchent un
but plus élevé, ont des aspirations plus complètes.

Ce sont les savants, qui ne se contentent pas uniquement du plaisir des yeux ou de la fatigue des
jambes, mais qui ont la noble et généreuse ambi-
tion d'arracher à la montagne ses secrets les plus in-
times, de lire dans ses flancs profonds et d'en faire
jaillir des sources de jouissances personnelles, puis
des connaissances utiles et des richesses immenses
pour tous. A ceux-là aussi la terre de Savoie ouvre
franchement ses bras et leur permet en toute liberté
de se livrer à leurs études favorites.

La science se présente, en effet, sous des aspects bien divers dans la montagne ; sous les noms variés de botanique, de géologie, de minéralogie, d'hydrologie minérale, elle offre à tous une idée de la puissance infinie du Créateur, et à chacun, suivant ses goûts et ses aptitudes, les sujets d'études les plus divers.

Au point de vue de l'hydrologie dont nous venons de parler, nulle contrée peut-être n'est aussi riche que la Savoie en fait d'eaux minérales, et on peut dire, aussi, que nulle part on ne rencontre réunis, un sol aussi pittoresque, une nature aussi variée, aussi grandiose, aussi attrayante, aussi favorable également à l'efficacité des eaux. Riches vallées, montagnes boisées et verdoyantes, sites charmants ou sévères jusqu'à l'horreur, tout se réunit pour offrir au voyageur avide d'émotions, au citadin blasé, de saines et agréables distractions, des promenades délicieuses, en même temps que la possibilité d'étudier de près ces eaux merveilleuses et variées, qui coulent en abondance sur ce sol favorisé, et, au besoin, de venir leur demander la santé.

Etranger nous-même à la science proprement dite, nous avions traité la question des eaux minérales plutôt à un point de vue industriel dans un autre ouvrage (1). En reprenant en partie ce travail dans un but déterminé, nous y ajouterons, au point de vue médical, les analyses les plus récentes et les observations les plus importantes, que nous empruntons au

(1) *La Savoie Industrielle*, 2 vol. in-8°.

travail spécial fait pour l'exposition des eaux minérales du département de la Savoie.

Nous voulons ainsi, tout en parlant des sources
qui sont déjà connues, appeler l'attention des savants,
des médecins, des capitalistes, des malades et des
touristes sur celles qui sont moins en renom, moins
fréquentées et qui, cependant, auraient un grand avantage à être mises en lumière.

Au moment où le monde intellectuel, industriel et
commercial s'agite en vue de la grande Exposition
universelle de 1878, à laquelle la Savoie fournira son
contingent, ce petit travail trouvera peut-être un ac-
cueil favorable.

Dans l'ordre d'idées que nous avons indiqué plus
haut, nous classerons donc les eaux minérales et
thermales en trois catégories :

1o Eaux minérales en exploitation régulière.

2o Eaux minérales non exploitées et qui devraient
ou pourraient l'être.

3o Eaux minérales non exploitables actuellement
par défaut de moyens de communication ou autre
cause.

Mais avant d'entrer en matière, disons quelques
mots de l'histoire générale des eaux minérales de la
Savoie.

Les documents historiques ou statistiques antérieurs
à la Révolution n'existent point, à l'exception de ce
qui concerne la fondation de l'établissement d'Aix,
dont nous parlerons plus loin.

Verneilh, dans sa *Statistique du département du
Mont-Blanc,* donne la nomenclature des eaux miné-

rales, en petit nombre, qui étaient connues à cette époque. Nous remarquons entre autres les noms de Planchamp, de Menthon, près d'Annecy, de Bonneval (Tarentaise), de l'Echaillon (Maurienne), de Saint-Simon, près d'Aix, de la Boisse, près de Chambéry. Nous voyons aussi qu'il consacre une longue notice aux eaux thermales d'Aix-les-Bains, les seules qui fussent, au moment où il écrivait, l'objet d'une exploitation sérieuse.

Grillet, de son côté, dans le *Dictionnaire historique, etc.*, réunit dans un chapitre spécial tout ce qui a rapport aux eaux minérales, afin, dit-il : « que « nos lecteurs voyent dans un seul article tout ce qui « a rapport à ces dons précieux, dont la nature a si « abondamment pourvu notre patrie. »

La nomenclature de Grillet est plus complète que celle de Verneilh ; divisée en arrondissements pour chacun des deux départements, elle ne comprend pas moins de 33 sources diverses, avec les analyses qui ont été faites lorsqu'il y a eu lieu pour chacune d'elles.

Grillet, à son article *Aix-les-Bains*, donne sur cet établissement thermal des détails qui, sans être aussi étendus, ont beaucoup d'analogie avec ceux de Verneilh, et il indique tous les ouvrages écrits jusqu'à cette époque sur cette station.

Il n'y en a pas moins de 14, qui sont dus à MM. Cabias (1623), Boyer, de Nice (1650), docteur Garcin (1720), Jean Fantoni (1748), Daquin (1773), docteur Bonvoisin, Pictet (1780), de Saussure, Despine père, Despine fils, Albanis de Beaumont, Socquet, Palluel.

Si la liste des eaux minérales donnée par Grillet est plus étendue, nous ne voyons pas dans son travail que l'exploitation soit plus avancée, et, sauf en ce qui concerne les thermes d'Aix, nous ne remarquons pas d'indication propre à nous fixer sur la valeur industrielle de Saint-Gervais, d'Evian, de la Caille, d'Amphion, de Salins, etc.

A partir de cette époque, nous ne trouvons plus aucun travail d'ensemble sur les eaux minérales ou thermales de la Savoie, autre que celui du savant docteur Bertini, de Turin, qui, en 1843, a publié un ouvrage remarquable sur les eaux minérales de la Savoie, dont il signale 33 sources médicales, avec indication des analyses et le nom de leurs auteurs.

On doit aller ensuite jusqu'en 1855 pour avoir, dans le *Dictionnaire chorographique* du docteur Stefani, des renseignements que l'on doit chercher par ordre alphabétique, et qui sont plus géographiques que statistiques.

Durant le cours de cette même année 1855, M. Charles Calloud, pharmacien à Chambéry, donna lecture à la Société médicale de cette ville, dans sa séance du 2 février, de son rapport sur la collection des eaux minérales de la Savoie qui devait être envoyée à l'Exposition de Paris.

M. Calloud annonçait que trente échantillons avaient été recueillis par les soins de divers médecins du pays. On voit figurer dans la nomenclature les eaux d'Evian et d'Amphion ; celles de Saint-Gervais ; du Petit-Bornand, des Ouches et de Chamonix ; de Samoëns, de Mathonay et de Sixt ; de la Caille, de Bro-

mines et de Menthon ; de Lorney, de Planchamp et
d'Albens ; de Brides et de Salins ; de l'Echaillon et
de Pontamafrey ; de Coise et de Cruet ; de Challes et
d'Aix ; de la Boisse et de la Boisserette. Deux de ces
échantillons n'ayant pas offert un degré de minéralisation suffisamment connu avaient été écartés.
C'étaient ceux de Pontamafrey et des Ouches.

Tous les autres, au nombre de 28, avaient été clas-
sés en trois catégories : dans la première, les eaux les
plus douées en température, suivant leur élévation ;
dans les deux autres, celles des eaux minérales froides ; le classement avait été établi en commençant
par celles qui étaient les plus riches en principes minéralisateurs et les plus réputées.

Les eaux thermales diverses étaient au nombre de
dix, et parmi elles on en distinguait principalement
six, savoir : les eaux sulfureuses sulfhydriquées d'Aix
(source d'alun ou de Saint-Paul, 46° centigrades, et
source de soufre, 44° centigrades); les eaux salines
de l'Echaillon (43°) ; les eaux salines, sulfureuses,
sulfhydratées de Saint-Gervais (40 à 42° centigrades) ;
les eaux salées de Salins, près de Moûtiers (38° centigrades à la source) ; les eaux salines de Brides (36° centigrades). Venaient ensuite les eaux sulfureuses, sulfhydriquées, sulfhydratées et alcalines de la Caille (28°
centigrades), celles du Petit-Bornand, de Bromines
et de Menthon (de 18 à 20° centigrades).

Les eaux sulfureuses froides étaient au nombre de
huit. En premier lieu, on remarquait les eaux sulfureuses, sulfhydratées, alcalines, iodurées et bromurées
de Challes, qui sont encore, à l'heure qu'il est, les

plus riches eaux minérales connues pour la sulfuration et l'ioduration ; les eaux sulfureuses, sulfhydratées de Cruet ; les eaux sulfureuses, sulfhydriquées,
sulfhydratées de Marlioz ; les eaux sulfureuses, sulfhydriquées, sulfhydratées et alcalines de Chamonix ;
les eaux sulfureuses, sulfhydriquées, sulfhydratées et
salines de la Golaise et de Suandaz (Samoëns) ; les
eaux sulfureuses, sulfhydriquées et alcalines de Lorney ; enfin, les eaux sulfureuses de la Boisserette
(Saint-Jeoire).

Dans la seconde section de la deuxième catégorie
se trouvaient réunis, au nombre de dix, les échantillons des eaux alcalines et des eaux ferrugineuses. Parmi les premières, on voyait les eaux de Coise, d'Evian
et de Saint-Simon ; dans les secondes, on distinguait
celles d'Amphion (près d'Evian), de la Boisse (Chambéry), de Planchamp et d'Albens ; de Mathonay (près
de Samoëns), des Eaux-Rouges (à Sixt).

Les avantages qui avaient signalé l'initiative de la
Société de médecine dans l'envoi fait à l'Exposition
universelle de Paris étaient trop évidents et trop sérieux pour qu'elle en restât là. En 1858 devait s'ouvrir une grande Exposition nationale à Turin. La Société de médecine chargea M. Calloud, dont le concours avait été si bien apprécié trois ans auparavant,
de préparer la collection des eaux thermales et minérales de la Savoie, avec la carte hydrographique et
géologique indiquant la situation des sources et la
nature des terrains où elles sourdent.

Le catalogue ne contenait pas moins de 42 échantillons (14 de plus qu'en 1855).

Nous ne reproduirons pas le nom de tous les échantillons, nous nous bornerons à dire qu'on y trouvait, en sus de ceux que nous avons donnés plus haut, Bonneval, en Tarentaise (salines, sulfatées, chlorurées, sulfhydratées); Talloires-Berthollet (sulfureuses, sulfhydriquées et alcalines); de Châtel, en Chablais (sulfureuses, monosulfhydratées, alcalines, *froides*); de Saint-Jean-d'Aulph, en Chablais (sulfureuses, sulfhydratées, alcalines, iodurées, *froides*); de Saint-André, près de Rumilly (sulfureuses, sulfhydratées, alcalines, *froides*); d'Arbonne (salée); de Pontamafrey (salées, séléniteuses, *froides*); des Glaciers, au-dessus du Bourg-Saint-Maurice (salino-calcaires, magnésiennes, ferrugineuses, crénatées, gazeuses, *froides*); de Termignon (salines, séléniteuses, *froides*); de Bois-Plan, près de Myans (ferrugineuses, alcalino-calcaires, magnésiennes, bicarbonatées, *froides*); de la Ferranche (ferrugineuses, alcalino-calcaires, magnésiennes, bicarbonatées, *froides*); de la Croix-de-la-Rochette (dito); de la Rossa (ferrugineuses, alcalines, arsenicales, *froides*).

Chaque échantillon était accompagné d'une analyse plus ou moins détaillée, et de la mention de l'exploitation ou non de la source. Sur les 42 numéros du catalogue, nous avons compté celles d'Aix, de Saint-Gervais, de Salins, de Brides, de la Caille, de Challes, de Marlioz, de Chamonix, d'Evian, d'Amphion, de Saint-Simon, de Coise, qui étaient exploitées soit dans des établissements spéciaux, soit pour l'exportation. Celles de l'Echaillon étaient en voie d'exploitation régulière; celles de Bonneval, de Bromines possédaient un établissement balnéaire provisoire.

Les autres, malgré leur riche minéralisation, n'étaient point exploitées, soit à cause du manque de travaux de captage ou d'aménagement, soit à cause de leur faible débit ou de leur situation.

A l'Exposition universelle de Paris, comme à l'Exposition nationale de Turin, la Société de médecine de Chambéry reçut une médaille d'argent. La presse de tous les pays s'était, en outre, occupée de cet envoi, et il était bien acquis à la science qu'on trouvait en Savoie toutes les eaux minérales que les malades vont chercher sur les divers points de l'Europe.

Nous ne pouvons terminer sans parler d'un vœu que le rapporteur exprimait, en 1858, en constatant la richesse de la Savoie et le petit nombre relatif des sources en exploitation.

On pensait que pour utiliser sur une plus vaste échelle, au profit de l'humanité, tous ces éléments de guérison si rapprochés les uns des autres, on devait provoquer la formation d'une association puissante entre des médecins d'une haute renommée et des capitalistes, afin de faire, aux émergences des principales sources, les frais nécessaires à leur emploi, avec tous les perfectionnements conseillés par les médecins. Cette idée n'eut aucune suite, et, si l'exploitation des eaux minérales s'est développée un peu depuis cette époque en Savoie, il faut en faire revenir le mérite aux efforts de l'initiative individuelle.

L'Exposition universelle de 1867 fut encore une occasion de faire ressortir toute l'importance de l'hydrologie minérale des deux départements. M. de Mortillet, rapporteur du comité départemental pour la section de l'industrie, ne manqua pas de le faire.

Son rapport ne nous donne aucune indication sur la quantité d'échantillons envoyés, mais il insiste d'une manière toute particulière sur l'impression favorable que l'envoi de la Savoie avait produite sur les médecins étrangers, et surtout le parti que pourrait tirer le pays des richesses accumulées ainsi sur un espace relativement restreint.

Le succès des eaux minérales de la Savoie doit aussi aider au bien-être général du pays, dit M. de Mortillet. Les personnes qui vont aux eaux peuvent se diviser, selon lui, en deux grandes classes ou catégories :

« 1º Les malades qui vont aux eaux pour les eaux, « et qui restent dans le lieu où se trouvent les bains.

« 2º Les personnes qui ont besoin d'exercice, de « distraction, de changement d'air, qui accompagnent « un parent, un ami, qui vont se reposer quelque « temps loin des affaires et des travaux. Ce sont de « beaucoup les plus nombreuses ; ce sont aussi « celles qui font le plus de dépenses ; ce sont donc « celles qu'il faut attirer le plus possible ; les autres « reviendront quand même. La Savoie, avec ses sites « variés et pittoresques, ses belles montagnes, ses « points de vues toujours nouveaux, ses richesses en « histoire naturelle, ses productions si diverses, ses « souvenirs historiques, a tout ce qu'il faut, et plus « qu'il ne faut, pour attirer ces personnes.

« Seulement ce monde riche, accoutumé au bien-« être et aux commodités de la vie, exige de certai-« nes conditions de propreté et de confortable qui

« font souvent défaut en Savoie. Services de voitures,
« cafés et hôtels laissent parfois beaucoup à désirer.
« N'y aurait-il pas, sous ce rapport, de bons exem-
« ples à prendre en Suisse, où les voyageurs et les
« touristes se trouvent si bien, et vont par suite en
« si grand nombre ? »

On ne peut que s'associer aux idées émises par M.
de Mortillet, et la société du Club-Alpin, récemment
fondée en Savoie, les réalisera en grande partie,
puisqu'elle s'est constituée dans le but de faire connaître les beautés de ce pays, d'améliorer certains
chemins, de faciliter quelques ascensions trop péni-
bles ou trop dangereuses, d'aider à la construction de
chalets ou d'hôtels sur certains points, etc.

Revenant aux eaux minérales, nous dirons, en terminant cet exposé de leur histoire en général, que
les Expositions de Lyon et de Vienne n'eurent que
des spécimens trop rares de leurs produits ; que si,
depuis le travail fait en 1858 par M. Calloud, et en
1867 pour l'Exposition de Paris, aucun travail d'ensemble n'a été fait, il a paru un grand nombre de
monographies sur les eaux d'Aix, de Marlioz, de
Challes, de la Bauche, de Saint-Gervais, de Brides,
de Salins, d'Evian, etc., etc. Citer les noms de MM.
les docteurs Davat, Berthier père et fils, Vidal, Blanc,
Brachet, Laissus, etc. ; des pharmaciens MM. Saluces,
Calloud, Bonjean, etc., c'est assez dire le soin cons-
ciencieux avec lequel elles ont été faites, l'esprit qui
les a dictées et l'intérêt tout particulier qui s'y attache.

Nous allons maintenant, reprenant l'ordre dans

lequel nous avons eu l'intention de classer les eaux
minérales, décrire spécialement celles de la première catégorie, eaux minérales ou thermales en exploitation régulière, soit en établissements, soit pour
l'exportation.

Nous commencerons par celles d'Aix-les-Bains,
les plus importantes de toutes, et par le nombre
d'étrangers qui les fréquentent et par la consistance
de son établissement thermal.

Notre ouvrage était déjà en partie sous presse lorsque nous sont parvenues les nouvelles analyses faites
par M. Wilm, chimiste attaché au laboratoire de la
Faculté de médecine, sur les eaux d'Aix et de Challes. Nous les donnons à la fin du volume.

AIX-LES-BAINS [1]

L'exploitation des sources sulfureuses d'Aix remonte au temps des Romains. A la suite de la guerre opiniâtre de Jules César contre les Allobroges, ceux-ci succombèrent dans la lutte, perdirent leur indépendance et tombèrent sous la domination romaine.

Vainqueurs et possesseurs de toutes les Gaules, les Romains, en songeant à affermir leur autorité sur les peuples conquis, par une sage administration, n'oublièrent pas dans leurs travaux les localités qui possédaient des sources thermales propres à guérir les blessures. Des vestiges de monuments, qui présentent tous les caractères de l'époque romaine, tels que les bains de Diane, par exemple, sont des témoignages irrécusables du séjour prolongé de ce peuple dans cette vallée.

Après la chute de l'empire d'Occident, les peuples barbares qui se ruèrent sur les possessions romaines durent nécessairement se porter sur Aix, qui fut deux fois brûlé et saccagé par eux, et dont les thermes durent être anéantis. De ce moment l'histoire semble oublier totale-

(1) Aix-les-Bains (Savoie), arrondissement de Chambéry, chef-lieu de canton, 4,253 habitants, poste, télégraphe, station du chemin. de fer P.-L.-M. 12 heures de Paris, 2 trains express par jour, 1 train direct, 2 trains omnibus.

ment, sinon la ville d'Aix, au moins ses sources d'eaux minérales.

Nous avons cité en son lieu (1) une délibération du conseil municipal de cette ville qui, à la suite d'un violent incendie qui l'avait détruite presque entièrement, défendit de couvrir les maisons autrement qu'en tuiles ou en ardoises. Mais dans toutes nos recherches nous n'avons rien trouvé qui eut rapport aux bains d'Aix. Duboin même ne cite aucune disposition législative qui les concerne.

Nous ne connaissons sur leur existence aux deux derniers siècles que ce qu'en ont rapporté quelques auteurs, qui disaient que les princes de Savoie « prenaient beaucoup de délices dans les bains d'Aix. » Mais il est évident que ces princes belliqueux, trop occupés de l'agrandissement de leurs possessions, n'avaient pas le loisir de penser beaucoup à la prospérité de leurs thermes. Et, malgré le dire de Cabias, « que le grand Henri, de glorieuse mémoire, étant venu en Savoie, visita ce lieu, et, étant descendu de cheval vers le grand bain avec plusieurs princes de la cour, se baigna l'espace d'une heure avec grand plaisir et contentement, » nous avons peine à penser qu'il ne s'agit d'autre chose que d'une piscine romaine qui avait été restaurée.

Puisque nous avons nommé Cabias, disons avec le docteur Veyrat que c'était un médecin d'une petite ville du Dauphiné, qui conseillait à ses malades l'usage des eaux d'Aix, et qui les y accompagnait même au besoin.

A cette occasion, le docteur Cabias fit paraître un petit ouvrage, imprimé à Lyon en 1623, et qui eut d'autant plus de succès qu'à cette époque la propriété des eaux minérales était entièrement ignorée. Le livre de Cabias

(1) *La Savoie industrielle*, tome I, page 8.

est intitulé : *Les vertus merveilleuses des bains d'Aix en Savoie.* Il nous apprend, dit le docteur Vidal (1) : « que ces eaux avaient été longtemps négligées, tant à « cause des guerres que pour diverses contagions qu'on « a eues en ce pays, mais qu'elles ont été mises en leur « premier état et réputation par l'illustre M. de Ville- « neuve, médecin en grand renom dans le Dauphiné, et « par les conseils duquel une infinité de personnes du « Lyonnais, du Forez, du Vivarais, de la Savoie, du Dau- « phiné, ayant été en ces bains, se sont retirées en bonne « disposition. »

Il ne reste aucun document sur la pratique thermale de M. de Villeneuve ; mais nous savons, ajoute M. Vidal, que la durée des cures était alors de 9 à 15 jours ; que les eaux se prenaient en bains chauds, en douches, en boissons, et que le nombre des malades qui fréquentaient alors les eaux d'Aix était de mille à douze cents, de *condition relevée.*

Cette époque était donc brillante et prospère.

Il n'est pas sans intérêt de connaître en détail le traitement d'Aix à cette époque.

Après avoir purgé ses malades, Cabias, dit M. Vidal, leur conseillait de boire l'eau pendant trois jours, et ordinairement à la dose de cinq à six livres chaque matin. Il y faisait souvent ajouter une dragme de sel commun, bien pulvérisé, « tant pour ouvrir les obstructions des parties nobles, que pour purger entièrement le corps jusqu'à l'évacuation des humeurs peccantes. » Après quoi on se baignait, car il était dangereux de boire et de se baigner en même temps. Le bain était d'une petite demi-heure et à la température de 45° centigrades. Tout aussitôt que le cœur manquait, il fallait se faire porter hors

(1) *Aix-les-Bains en 1867.*

du bain dans un lit bien chaud pour suer. « Quelques
personnes, dit-il, forcent leur courage à se baigner plus
longtemps qu'elles ne peuvent, demeurent jusqu'à trois
heures dans le bain, tant pour dissiper les infirmités que
pour profiter du temps qu'elles ont à se baigner. »

Il cite même l'exemple d'un pauvre Suisse qui séjour-
nait nuit et jour, et n'en sortit que quand il eut retrouvé
le mouvement progressif, criant ensuite les merveilles de
Dieu et du bain.

La douche se prenait huit ou neuf jours après le bain,
d'une manière générale ou locale, mais toujours chaude ;
on l'alternait quelquefois avec le bain ; sa durée était
d'une demi-heure aussi.

« Après le bain de soufre, on fréquentait un jour ou
deux le bain d'alun, qui avait la propriété de restreindre,
incruster, échauffer, dessécher, contrairement à celui de
soufre, qui avait celle de ramollir, humecter, purger,
désopiler, dilater, résoudre. » On terminait en prenant
une médecine « pour vider les sérosités et humidités que
les bains auraient laissées par tout le corps, » et l'on par-
tait le lendemain.

Cette condition était tellement rigoureuse, que Cabias
raconte « qu'une *vertueuse* dame, de Grenoble, étant
partie le jour de la purgation, sans considérer qu'elle avait
un ennemi caché dans son corps, mourut trois jours
après. »

En 1700, soixante-dix-sept ans après Cabias, Jean
Panthod, docteur-médecin de l'Université de Montpellier,
conseiller et médecin ordinaire du roi, doyen du collége
de médecine de Lyon, publia un petit opuscule, peu connu,
découvert il y a quelques années par le docteur Lacour
(de Lyon). Cet opuscule est dédié à Fagon et a pour titre :

Brièves dissertations sur l'usage des bains chauds, et
principalement de ceux d'Aix en Savoie (1).

On se baignait alors dans la piscine romaine, qui était
alimentée par l'eau d'alun, ou, sous une voûte irrégulière
creusée dans le roc par la nature, à la source de soufre.
Le public y entrait sans autorisation, et en respectait
peu l'intérieur et les abords. En 1751 on y construisit
une voûte en briques, car les morceaux de roc qui s'en
détachaient compromettaient la sûreté des malades.

Sur la proposition de l'ingénieur Garella, les princes de
Savoie firent fermer l'entrée de cette source, et construire
au-devant un petit établissement en bois de 18 pieds de
longueur sur 8 de hauteur.

On éleva un toit contre le mur de l'hôtel de la Croix-
Blanche, qui était attenant aux bains, pour mettre à
couvert les chaises des malades que l'on y portait et qui
étaient obligés d'attendre leur tour, et on sépara le côté
des hommes de celui des femmes.

On raconte que, lors du désastre de Lisbonne en 1757,
les deux sources d'Aix devinrent tout à coup troubles et
bourbeuses, et qu'elles restèrent deux ou trois jours dans
cet état.

Il en fut de même, paraît-il aussi, lors du tremblement
de terre qui fit, en 1783, tant de ravages dans la Cala-
bre (2).

Telle était la situation des thermes d'Aix lorsqu'en
1772 le duc de Chablais vint y prendre les eaux. On fut
obligé de faire venir une baignoire et d'aménager le rez-
de-chaussée de l'hôtel précité pour son usage personnel.

En face d'une organisation aussi primitive, aussi défec-
tueuse même, on sentit la nécessité d'élever un établis-

(1) Vidal, ouvrage cité.
(2) Verneilh, p. 242.

sement important auprès de ces sources, qui attiraient
chaque année les princes de la maison de Savoie et un
nombre déjà considérable de baigneurs.

En 1776, le roi Victor-Amédée III fit poser la première
pierre de l'établissement, qui fut construit sur les plans
du comte de Robilant, et dont il reste encore aujourd'hui
quelques parties.

« La façade était décorée de quatre demi-colonnes
d'ordre ionique, surmontées d'un fronton sur lequel
étaient sculptées les armes du roi. La distribution inté-
rieure ne manquait ni d'élégance, ni d'ampleur, ni de
confortable : on y arrivait par quatre marches, et l'on
pénétrait dans un vaste péristyle contenant un bassin
d'eau minérale, sorte d'atrium à ciel ouvert.

« Dans les deux ailes de l'édifice se présentaient à
droite et à gauche deux très-vastes salles d'attente.

« Les cabinets de douches formaient trois divisions :

« 1º A gauche, deux douches destinées aux pauvres
(l'Enfer actuel), avec une cour attenante.

« 2º Au milieu (le Centre actuel), était le corps du
bâtiment destiné au public, et comprenait quatre cabinets
de douches et deux bouillons ; en tout six cabinets, trois
pour chaque sexe.

« 3º A droite était le quartier des Princes. Il se composait d'une salle pour la douche, de deux cabinets servant
d'attente et de vestiaire, et d'une cour attenante. Cette
division, pour laquelle on n'avait rien négligé, était destinée aux princes de la maison de Savoie.

« Il n'y avait ni baignoire, ni piscine, aucune installation balnéaire en un mot. Les bains se donnaient à domicile, moyennant une rétribution de 0,20 centimes par
bain au profit de l'Etat.

« Le chiffre total des baigneurs qui fréquentaient les
eaux d'Aix à cette époque était de 518.

« L'établissement était administré par la municipalité.
Il y avait 8 doucheurs, 8 doucheuses et 8 porteurs (1). »

En 1783, il y eut à Aix 588 voyageurs. Le prix de la
douche était de 0,50 centimes, celui du port de 0,50 c.
également.

Jusqu'à la Révolution de 1792 la plus forte recette eut
lieu en 1791. Elle fut de 3,223 francs pour 760 baigneurs.

Suivant le docteur Veyrat, les bains d'Aix, pendant
l'occupation française, furent un peu négligés jusqu'au
moment où le chef du pouvoir exécutif les prit en affection.

Cette assertion est contredite, au moins en partie, par
les chiffres que cite M. le docteur Vidal dans le tableau
qu'il donne des recettes de 1780 à 1815. Nous voyons, il
est vrai, que, si de 1792 à 1795 les recettes diminuent
sensiblement, dès 1796 elles remontent à un chiffre
qu'elles n'ont pas encore atteint, et que, si de 1802 à 1810
il y a un mouvement de baïsse, dès 1811 elles reprennent
un nouvel essor par suite de l'affection que leur portait
le chef du pouvoir exécutif.

Le docteur Desmaisons, qui avait succédé, en 1799, à
M. Despine, resté fidèle à la maison de Savoie, avait présenté, de concert avec l'architecte Trivelli, un projet
d'agrandissement qui devait nécessiter une dépense de
880,000 francs. Malheureusement les désastres de la cam-
pagne de Russie suspendirent tout.

Depuis la restauration de la maison de Savoie, l'établissement d'Aix subit, à diverses époques, d'importantes
améliorations dues pour la plupart à M. J. Despine, qui
avait repris son ancien poste.

Les bains se prenaient encore à domicile moyennant

(1) Vidal, ouvrage déjà cité.

une redevance de 0,20 centimes. Cette taxe fut supprimée en 1817.

Cette même année, le prix de la douche fut porté de 0,70 centimes à 1 fr. 10, et en 1828 à 1 fr. 40, tandis que le prix des bains était de 1 fr. 25.

En 1818, on ouvrit les bains dits *bains Berthollet*. En 1832, l'établissement s'accrut de la *division albertine* (piscine, douches, vaporarium). En 1840, on constate la construction d'une nouvelle piscine par l'architecte Besson, qui fut encore chargé, en 1843, de l'établissement de deux douches et de deux piscines pour les pauvres.

Les recettes qui étaient, en 1816, de 11,279 francs, avaient atteint, en 1829, 31,589 francs, et, en 1843, 36,544 francs.

Malgré ces améliorations successives et l'ouverture de trois nouvelles grandes douches en 1853, l'établissement thermal d'Aix ne répondait plus au besoin toujours croissant des malades qui le fréquentaient, ni aux exigences du progrès de la science hydrothérapique. (Les recettes étaient alors de 55,366 francs (1).

Pour y satisfaire, le Gouvernement fit faire de sérieuses études. Divers projets furent présentés, et, en fin de compte, ce fut celui de MM. François, ingénieur en chef des mines en France, et Pellegrini, architecte de la ville de Chambéry, qui fut accepté.

Malheureusement le devis s'élevait à la somme de 900,000 francs, et ni l'Etat, ni la ville d'Aix n'étaient en position de faire face à une dépense aussi considérable.

On dut rechercher un moyen de sortir de cet état de choses, qui allait toujours s'aggravant, et suscitait de la part des étrangers des plaintes nombreuses. Ce fut alors que le Gouvernement songea à donner les bains en loca-

(1) Le prix de la douche était de 1 fr. 95, celui du bain, 1 fr. 25.

tion pendant 20 années au directeur du Casino, avec
obligation pour le preneur de dépenser en trois ans la
somme de 900,000 francs, jugée nécessaire pour exécuter
les travaux projetés d'agrandissement et d'amélioration
des thermes. On donnait au fermier, en compensation de
ces dépenses, la jouissance des bains et la tolérance du
Casino, lequel, à la fin du bail, devait être réuni à l'établissement thermal, et devenir la propriété de l'Etat.

Le contrat fut stipulé le 20 octobre 1855, et on se mit
à l'œuvre immédiatement. Tout semblait donc annoncer
une heureuse conclusion de cette affaire si importante
pour les intérêts du pays; déjà le locataire avait dépensé
près de 300,000 francs en expropriations, en travaux
d'aménagement, etc., lorsque des circonstances qui lui en-
levèrent tous les avantages garantis en compensation des
sommes énormes qu'il devait consacrer à la construction
des nouveaux thermes, le déterminèrent, en s'appuyant
sur l'article 8 de son contrat, à résilier sa location.

Bien que cette éventualité eût été prévue, elle n'en
créait pas moins quelques embarras.

Néanmoins le Gouvernement, dans sa sollicitude pour
les intérêts généraux et pour ceux d'Aix particulièrement,
songeant au profit qui résulterait pour la compagnie du
chemin de fer Victor-Emmanuel de l'affluence d'étrangers
qu'attirerait la nouvelle installation des bains d'Aix, pro-
fita avec habileté des concessions qu'elle demandait, et
lui imposa l'obligation de se substituer aux lieu et place
du directeur de l'établissement, en lui assurant du reste,
avec des garanties nouvelles, une prolongation de bail
étendue à 40 ans.

Cette mutation, qui semblait devoir concilier tous les
intérêts en jeu, ne fut cependant pas accueillie avec
faveur par les habitants d'Aix et de la Savoie même, qui,
animés d'un sentiment patriotique, manifestèrent le vœu

qu'une association nationale pût se former afin de se substituer à la compagnie du chemin de fer, en se chargeant de l'exécution de tous les travaux aux mêmes conditions que celles stipulées dans le contrat.

Cette idée fut accueillie avec empressement par le ministère, qui, jaloux de la féconder dans l'intérêt de la prospérité des thermes et du pays même, prit immédiatement la résolution de présenter aux Chambres un projet de loi, en vertu duquel le Gouvernement intervenait lui-même comme actionnaire, indépendamment des garanties qu'il donnait pour le succès de l'entreprise.

Cette loi fut sanctionnée et promulguée le 9 juin 1856. Voici quelles en étaient les principales dispositions :

Les dépenses de réparations et d'agrandissement devaient être réparties sur des bases analogues à celles établies lors de sa fondation, au moyen d'une association entre l'Etat et les communes du duché de Savoie.

Le fonds social était de 900,000 livres, dont un tiers devait être fourni par les finances; les deux autres tiers étaient à la charge de la province de la Savoie-Propre, y compris une part de concours de 100,000 livres de la ville de Chambéry et de 60,000 de celle d'Aix.

Les travaux devaient être exécutés conformément aux plans et devis de l'ingénieur François et de l'architecte Pellegrini, en date du 15 septembre 1854, et achevés pour l'ouverture de la saison des bains de 1859.

Les autres articles étaient relatifs à l'affectation des produits, à l'amortissement et aux mesures à prendre par l'Etat dans le cas où le produit net de l'établissement ne serait pas suffisant pour y faire face; à la propriété de l'établissement après l'amortissement de toutes les dettes; à l'affectation d'une partie des bénéfices, soit à des œuvres de bienfaisance, soit à l'agrandissement de l'établissement; enfin, à la surveillance et à la direction, ainsi qu'à l'administration.

L'avenir des thermes d'Aix paraissait assuré, et l'inconstance de durée de toute entreprise étrangère, que mille circonstances imprévues pouvaient arrêter, devait disparaître devant l'appui que venait leur prêter le concours efficace d'une si puissante association.

Et cependant les travaux qui devaient être achevés à l'ouverture de la saison de 1859 se trouvaient arrêtés depuis quelque temps déjà au moment de l'annexion. C'est que l'argent, ce nerf de la guerre, est aussi le nerf de toute entreprise industrielle (1).

L'Etat, malgré toute sa bonne volonté, n'avait pas été en mesure de fournir sa quote-part, et les autres associés n'avaient point été, de leur côté, plus en mesure de faire face à leurs engagements.

Le manque de fonds avait donc arrêté un élan aussi unanime que patriotique, et il était réservé à la France de doter ses nouveaux départements d'un établissement modèle, dont le plan était déjà dû à un de ses ingénieurs, et dont la réalisation allait se faire, grâce à ses capitaux.

En effet, sur la proposition de M. Dieu, préfet de la Savoie, qui avait pu présenter à l'approbation de l'empereur, à Chambéry, un projet d'achèvement des thermes d'Aix, l'établissement fut déclaré *établissement thermal de l'Etat* par décret du 20 octobre 1860, et réuni au domaine avec toutes ses dépendances, y compris l'hospice de la reine Hortense. Le même décret affecta, à l'achèvement des travaux entrepris depuis 1855 et à ceux compris dans les plans qui avaient été soumis par M. Dieu,

(1) En 1859, les recettes étaient de 85,049 fr.; le prix de la douche, 2 fr., et celui du bain, 1 fr. 25. Le chiffre des étrangers, qui avait atteint 5,300, était redescendu à 4,702.

une somme de 700,000 francs répartie sur trois exercices.

Au moyen de cette somme considérable, les travaux furent poursuivis avec la plus grande activité, sous la direction de MM. Meissonnier, ingénieur en chef, Lachat, ingénieur ordinaire des mines, et Pellegrini, architecte. Par suite des magnifiques travaux de captage et d'aménagement des eaux qui avaient été faits antérieurement par M. François, l'établissement d'Aix réunissait dès lors les plus belles conditions que l'on pût désirer dans un semblable ordre de choses, et, grâce aussi à son personnel, qui peut servir de modèle partout, son avenir était assuré d'une manière certaine, dont nous verrons plus loin les résultats constatés.

En 1864, à la session du Conseil général du département de la Savoie, le préfet faisait connaître à cette assemblée que tous les travaux étaient terminés, mais qu'on avait à étudier un projet pour amener en quantité suffisante l'eau nécessaire à la réfrigération de l'eau minérale, ainsi que la disposition des appareils propres à cette opération. Il était, en effet, urgent de remédier à un inconvénient qui se produisait dans les années de sécheresse, et qui était de nature à porter un dommage réel à l'établissement thermal.

Les travaux qui ont été faits récemment par les soins de M. Bochet, ingénieur en chef des mines, ont donné à cette question une solution des plus avantageuses, et la distribution, ainsi que l'emmagasinement de l'eau froide et le service des fontaines de la ville sont assurés désormais.

En 1868, le préfet, M. de Lassus, dans son rapport au Conseil général, indiquait que la situation de l'établissement thermal était toujours des plus favorables.

On avait fait l'acquisition d'un certain nombre de mai-

sons pour dégager la place des Bains; les travaux de
création d'un parc annexe, dont le devis s'élevait à la
somme de 75,000 francs, avaient été adjugés et commen-
cés.

Toutes ces améliorations sont faites maintenant, et
l'étranger, qui vient chaque année à Aix demander à ses
eaux salutaires l'entretien de sa santé ou le calme de ses
douleurs, peut se rendre facilement compte des progrès
qui ont été réalisés depuis 25 à 30 ans.

N'y a-t-il plus rien à faire ? Evidemment si; mais, en
présence de ce qui a été fait, on doit être rassuré pour
l'avenir, et marcher avec calme et énergie dans la voie
qui a été tracée.

L'établissement d'Aix comprend un soubassement, un
rez-de-chaussée et un premier étage, dit étage Berthollet.
L'eau d'alun, placée au-dessus des trois étages, les alimente tous les trois à une très-forte pression; l'eau de
soufre, placée au niveau du rez-de-chaussée, ne peut alimenter que cet étage avec une faible pression, et le soubassement avec une pression d'environ cinq mètres.

Le matériel industriel de l'établissement se compose de
32 grandes douches et douches moyennes, avec un personnel de 47 doucheurs ou doucheuses : 1 douche en
cercle, 1 doucheur ou doucheuse; 9 douches locales (à
eau ou à vapeur), 2 doucheurs ou doucheuses; 6 douches pharyngiennes, 3 doucheurs ou doucheuses; 3 douches ascendantes; 4 vapeur Berthollet, 2 doucheurs ou
doucheuses; 9 vapeur-bouillon et vaporarium; 2 salles
d'inhalation; 32 baignoires (dont 16 pour les hommes et
16 pour les femmes), 2 baigneurs et 3 baigneuses; enfin,
6 piscines, dont 2 de famille, 2 grandes de natation, une
grande ovale, une grande carrée, ayant ensemble 10 baigneurs ou baigneuses pour le service.

Le petit établissement renferme une piscine, 2 douches et 2 baignoires, avec un personnel de 2 employés.

On emploie donc, pour le service direct du malade, à l'établissement, 109 appareils, avec un personnel de 72 hommes ou femmes.

Le tout est sous la responsabilité de 8 agents, qui ont le titre de surveillants, et dont la mission unique est de s'assurer que tout marche régulièrement.

Indépendamment de ces 80 agents, 36 porteurs sont à la disposition des baigneurs pour les amener dans des chaises à l'établissement et les reporter à leur domicile.

En dehors de ce personnel, la direction entretient encore 6 femmes employées au lavage, 2 postillons (commissionnaires), 1 concierge, 1 plombier et son aide, 1 lingère, 1 commis de bureau et 2 distributeurs, soit, en totalité, 131 agents de diverses catégories, qui sont sous les ordres d'un directeur, assisté d'un secrétaire-agent-comptable et d'un chef de service.

Tout ce personnel est employé et payé à l'année : seulement, au commencement et à la fin de la saison, de même qu'en hiver, il est employé à tour de rôle.

Le chiffre alloué pour sa rémunération en traitements ou salaires n'est pas moins de 39,640 francs.

Devenus *établissements de l'Etat* en 1860, les thermes d'Aix sont tombés par ce fait sous l'empire de la loi qui régit en France les établissements du même genre.

Le service médical est, en conséquence, confié à un médecin inspecteur, assisté de deux médecins inspecteurs adjoints.

Aux termes de l'art. 3, § 11 du règlement du 5 décembre 1863, les attributions du médecin inspecteur sont parfaitement définies. Il exerce, au point de vue médical, la surveillance sur toutes les parties de l'établissement affectées à l'administration des eaux et au traitement des malades, ainsi que sur l'exécution des dispositions du règlement qui s'y rapportent. Il dirige également, au point de vue médical, les employés attachés aux bains et douches, et rend compte au préfet des manquements de service et des accidents.

Il est assisté ou suppléé par les médecins inspecteurs adjoints.

L'établissement thermal d'Aix est alimenté par deux sources considérables, qui ne fournissent pas moins de 4,500,000 litres par 24 heures.

D'immenses réservoirs sont en outre destinés à recevoir l'eau qui coule pendant la nuit, ainsi que l'eau froide qui est nécessaire pour les besoins du service quotidien.

L'une des sources porte le nom *d'eau de soufre*, et l'autre celui *d'eau d'alun*, nom qui lui a été donné par les anciens, probablement parce qu'elle renferme une quantité notable de *sulfate d'alumine*, sel appelé autrefois *alun* (1).

(1) Analyse des eaux d'Aix. Bonjean-Chambéry.

ANALYSE DES EAUX D'AIX

SUBSTANCES CONTENUES DANS 1,000 GRAMMES D'EAU

	Source de soufre	Source d'alun
Azote.	0.03204	0.08010
Acide carbonique libre	0.02578	0.01334
— sulfhydrique libre	0.04140	»
Oxigène.	»	0.01840
Acide silicique.	0.00500	0.00430
Sulfure de sodium cristallisé.	»	»
Carbonate de chaux	0.14850	0.18100
— de magnésie.	0.02587	0.01980
— de soude cristallisé.	»	»
— de fer	0.00886	0.00936
— de manganèse	»	»
— de strontiane.	traces	traces
Sulfate de soude cristallisé	0.09602	0.04240
— d'alumine	0.05480	0.06200
— de magnésie cristallisé.	0.03527	0.03100
— de chaux.	0.01600	0.01500
— de fer cristallisé	traces	traces
Chlorure de sodium	0.00798	0.01400
— de magnésium cristallisé	0.01721	0.02200
— de calcium	»	»
Phosphate de chaux.		
— d'alumine	0.00249	0.00265
Fluorure de calcium		
Iodure de potassium		
Bromure de potassium	quant. ind.	quant. ind.
Glairine.		
Acide apocrénique	»	»
Perte.	0.01200	0.00724
Total	0.43000	0.41070
Température centigrade.	45°,0	46°,5

Les affections traitées le plus avantageusement à Aix sont :

Les affections rhumatismales d'espèces diverses, des membres ou des viscères;

Les affections lymphatiques et scrofuleuses;

Les affections syphilitiques, secondaires et tertiaires, et maladies résultant de l'abus des préparations mercurielles;

Les maladies chroniques de la peau;

Les affections catarrhales chroniques;

Les engorgements chroniques des viscères abdominaux;

Les affections traumatiques liées ou non à un principe rhumatismal;

Les affections nerveuses; enfin, les fractures, les raideurs tendineuses, les entorses, les ankyloses, la carie osseuse, les plaies par armes à feu, les maladies des yeux.

Nous avons fait connaître plus haut la consistance de l'établissement thermal d'Aix et le matériel industriel, ainsi que le personnel dont il disposait pour son exploitation.

Disons maintenant quels sont les résultats obtenus dans une année moyenne telle que celle de 1874.

L'abondance des deux sources est de telle nature à Aix, qu'on pourrait donner chaque jour 1,200 bains, 2,000 douches et 200 inhalations, soit en tout 3,400 opérations.

Et cependant, pendant l'année 1874, nous voyons que le nombre des bains a été de 33,276, soit de piscines, soit de baignoires; celui des douches de 53,917, et celui des inhalations de 4,072, ce qui fait un total de 91,265 opérations. Et, si nous prenons la saison de 100 jours, chiffre peut-être inférieur à la réalité, nous n'aurons qu'un ensemble de 913 opérations.

On voit que l'établissement thermal est loin d'avoir donné le maximum de sa puissance d'expansion; cependant il faut reconnaître que, pour en arriver au chiffre que nous avons cité plus haut, ses moyens d'action actuels seraient loin d'être suffisants. Il y aurait donc un intérêt réel à augmenter ceux-ci, dans l'intérêt de l'Etat comme dans celui de la ville.

Les recettes, pendant la même période, ont été de 146,622 francs 25 centimes.

Si l'exploitation de l'établissement thermal est intéressante à étudier et à connaître, celle des industriels de la ville, qui en est la conséquence immédiate, ne l'est pas moins.

Et d'abord quels sont les moyens dont dispose la population de la ville d'Aix pour son industrie balnéaire ? Ce sont en premier lieu les hôtels, pensions et maisons meublées, les cafés et restaurants. Dans un ordre d'idées différent, les voitures, chevaux et ânes pour les promenades, les bateaux pour les excursions sur le lac, les musiciens ambulants, qui, sous prétexte d'harmonie, s'arrogent le droit d'écorcher régulièrement, deux fois par jour, les oreilles des baigneurs ; nous aurons ensuite le casino, les cafés, magasins d'objets d'art, etc., qui entrent pour une notable part dans la distraction des malades, et enfin les ressources que ceux-ci fournissent directement en raison de leur état de santé même.

La ville d'Aix possède 32 hôtels, 27 pensions, 110 maisons meublées, plus l'hôpital, qui reçoit, depuis l'année dernière, un certain nombre de pensionnaires payants.

Les 32 hôtels sont desservis par un personnel de 264 domestiques des deux sexes, qui comprend cuisiniers, cochers, sécheurs, sécheuses, femmes de chambre, etc.;

les pensions emploient 57 domestiques, et les maisons meublées 177.

Ces 498 personnes se partagent en totalité une somme ronde de 250,000 francs, soit une moyenne mathématique de 500 francs par personne pour l'ensemble de la saison.

Le salaire réel est plus fort pour les uns et plus faible pour d'autres, toutes les professions ne recevant pas une égale rétribution.

Nous voyons qu'en 1874 les eaux d'Aix ont eu 12,852 visiteurs, je ne dis pas baigneurs, y compris un personnel de 933 domestiques, courriers, femmes de chambre, etc.

Si nous prenons la part afférente à chaque catégorie d'établissements qui ont offert l'hospitalité aux étrangers, nous voyons que les hôtels ont reçu 7,170 voyageurs et 570 domestiques, qui ont laissé 2,190,720 francs ; les pensions, 1,975 voyageurs et 150 domestiques, ayant laissé 378,800 francs, et les maisons meublées, 2,735 voyageurs et 213 domestiques, qui n'ont pas payé moins de 704,300 francs pour leur location, à laquelle il convient d'ajouter la somme de 359,820 francs pour la nourriture qu'ils ont dû prendre chez eux ou à l'hôtel.

En ajoutant la somme de 3,000 francs qu'ont fournie les 40 pensionnaires de l'hôpital, nous aurons pour les 169 maisons qui ont reçu des étrangers le chiffre de 3,588,620 francs, qui est resté à peu près en totalité dans le pays, sinon à Aix même.

Disons de suite que nous nous sommes servi, dans l'évaluation de nos calculs, de chiffres qui seraient plutôt inférieurs à la réalité, et que tous ceux que nous donnons sont des *minimum*.

Indépendamment des 12 omnibus qui desservent la gare, les voyageurs ont à leur disposition, pour leurs promenades, 56 voitures attelées de 66 chevaux, quelques chevaux de selle et 12 ânes. Ces divers moyens de locomotion ont laissé dans le pays une somme qui n'est pas inférieure à 60,000 francs.

Les baigneurs ont pu profiter, en outre, pour visiter le lac et ses environs, de 2 bateaux à vapeur et de 24 bateaux à rames ou à voiles, montés par 48 bateliers. Ces facilités d'excursion ont entraîné, pour les voyageurs, une dépense qui ne peut s'évaluer à moins de 36,000 francs, dont une grande partie est restée acquise au pays, tous les bateliers étant d'Aix.

Comme complément des distractions offertes aux baigneurs, on peut compter encore les cafés, qui ont encaissé la somme de 30,000 francs, et les chanteurs ambulants, celle de 3,000 francs.

L'évaluation des sommes laissées dans les magasins d'objets d'art, de nouveautés, d'étoffes, est plus difficile à établir; cependant nous pouvons la fixer sans exagération au chiffre de 100,000 francs.

Nous joindrons à ces diverses sommes les honoraires des médecins, pharmaciens, notaires, banquiers, qui ne peuvent être évalués à moins de 220,000 francs.

Si nous réunissons tous ces chiffres, nous arriverons à un total de 4,287,620 francs, qui, ajoutés aux recettes de l'établissement et à celles du casino (restaurant et cercle), forment un ensemble de 4,513,242 francs, dont les 3/4, au minimum, constituent le capital créé annuellement par l'exploitation générale des eaux d'Aix.

Nous n'avons compté dans nos évaluations ni les sommes données en quêtes, en aumônes, ni celles laissées par les jeux. Les unes et les autres profitent indirectement au pays, sans que le compte puisse en être établi d'une manière assez précise pour ne pas laisser une large part à l'incertitude.

Nous avons dit plus haut qu'un certain nombre de baigneurs étaient admis, moyennant paiement, à l'hospice d'Aix.

Cet établissement, fondé par la reine Hortense en 1813, fut entretenu pendant longtemps par la libéralité des souverains qui régnèrent sur la Savoie et par celle d'un grand nombre d'étrangers, parmi lesquels il convient de citer M. Haldiman, qui fit plusieurs dons importants.

En 1860, l'établissement fut reconstruit, par les soins du Gouvernement français, sur de plus vastes proportions. Il contient actuellement 110 lits, gratuits et payants.

L'hospice d'Aix rend à certaines personnes des services qu'on ne reconnaît pas assez volontiers dans la population de cette ville, mais qu'il est de notre devoir de mentionner avec toute l'impartialité que nous avons apportée dans notre travail.

L'établissement thermal d'Aix utilise aussi, comme adjuvants de la cure que viennent y faire les malades, les eaux de Challes, de Marlioz, de Saint-Simon, de la Bauche. Nous parlerons de ces sources en détail dans les chapitres qui leur sont destinés.

N'oublions pas de mentionner aussi que, si le malade vient chercher à Aix le soulagement de ses douleurs, il y trouve, ainsi que le visiteur bien portant, une source de saines et utiles distractions dans le grand nombre de courses, ascensions, promenades qui peuvent le familiariser avec la flore, la faune et la géologie des Alpes. Soulager ses maux, enrichir son esprit de connaissances utiles, tout concourt à rendre Aix un séjour agréable et profitable.

LA BAUCHE [1]

A la session du Conseil général du département de la Savoie, le préfet, M. Jolibois, dans son rapport, faisait connaître qu'il s'était produit une demande en autorisation d'exploiter une nouvelle source récemment découverte dans la commune de la Bauche, source d'eau minérale ferrugineuse, d'une teneur très-élevée.

En ajoutant que cette demande était soumise à une instruction régulière, le préfet ajoutait qu'il avait toutefois donné de suite à son propriétaire, le comte Crotti de Costigliole, l'autorisation provisoire de débiter et d'expédier les eaux.

C'était, en effet, au printemps de l'année 1862 qu'avait été trouvée ou plutôt retrouvée la source minérale ferrugineuse de la Bauche.

Les circonstances qui ont amené cette découverte sont assez bizarres pour mériter d'être connues.

Il s'agissait de pêcher une pièce d'eau dont le fond était tellement vaseux qu'il n'y avait pas possibilité d'en exécuter la pêche dans le bassin même, et qu'on dut avoir recours à un procédé assez généralement employé, celui de creuser un réservoir non loin de la pièce d'eau, qui

---

(1) La Bauche (Savoie), arrondissement de Chambéry, canton des Echelles, 443 habitants. De Chambéry aux Echelles, 23 kilomètres. Des Echelles à la Bauche, 5 kilomètres.

vient s'y déverser en entraînant dans ses derniers flots le poisson, qui la quitte faute d'y trouver assez d'eau pour conserver la vie.

Or, pour la pêche de la pièce d'eau dont il vient d'être question, la Providence a voulu que le creux pratiqué à cet effet le fût sur un des filons de l'antique source ferrugineuse disparue on ne sait comment, et enfouie depuis des siècles sous trois mètres de terres, sables et débris de toute espèce.

L'eau ferrugineuse surgit alors dans une direction verticale, et déposa, dans les premières 24 heures, un limon ocreux tellement abondant, qu'elle attira l'attention du régisseur actuel, M. Reverchon-Chamussy, à la bienveillance duquel nous devons ces renseignements, et lui fit préjuger qu'il avait devant les yeux une eau fortement ferrugineuse.

La source de la Bauche était donc découverte, mais son utilisation industrielle n'était point encore reconnue, et faillit même ne point l'être, ainsi que nous allons l'indiquer.

Mais laissons la parole à notre regretté confrère de l'Académie de Savoie, à M. Calloud, l'habile chimiste, le savant modeste, qui a consacré la plus grande partie de son temps à l'étude des eaux en Savoie.

« C'est vers le milieu de l'été 1862, dit M. Calloud, « qu'un filet d'eau très-ferrugineuse, très-riche en fer, « rougissant considérablement le sol, et endommageant, « par l'humidité permanente qui en résultait, un pré « dépendant de la propriété de M. le comte Crotti de « Costigliole, non loin de son château de la Bauche, fut « soumis par moi à l'investigation chimique.

« Il s'était passé environ deux mois avant l'examen de « l'échantillon qui m'avait été apporté et que j'avais jugé

« défectueux. Après ce laps de temps, n'en ayant point
« reçu d'autre, je l'examinai avec la persuasion de n'y
« pas trouver de fer en solution, d'après l'expérience de
« la conservation éphémère de l'élément *proto-ferré*
« dans toutes les eaux ferrugineuses de la région sous-
« alpine de la Savoie, qui y abondent, et dont la connais-
« sance m'est familière.

« Aussi, ce fut avec surprise que j'y constatai le pro-
« toxyde de fer en solution en quantité appréciable. »

Disons de suite, ainsi qu'a bien voulu nous l'expliquer
M. Calloud, que c'est là un des caractères particulièrement remarquables de l'eau de la Bauche. Au moment où
elle est recueillie, et pendant peu de jours encore après,
elle accuse avec les réactifs ordinaires la présence du fer ;
après cette période, le fer se précipite, forme un dépôt,
et l'eau, traitée par les réactifs les plus forts, ne décèle
plus de traces de fer, ce qui pourrait faire supposer une
erreur ou une tromperie ; mais, il n'en est rien : au bout
de quelques mois, le dépôt qui s'était formé entre de
nouveau en dissolution, et l'analyse chimique fait connaître de suite les propriétés ferrugineuses remarquables de
cette eau minérale.

Revenant à la découverte de la source de la Bauche,
j'ajoute que M. Calloud, après ses expériences, se mit en
rapport avec M. le comte Crotti, en lui annonçant qu'il
avait là un agent thérapeutique très-puissant, dont il y
avait à tirer parti tant dans son propre intérêt que dans
celui de la science.

Le propriétaire de la Bauche, obéissant, suivant ses
expressions, *aux ordonnances de la science*, fit mettre
la main à l'œuvre sans délai, et, après quelques travaux,
on trouva avec surprise, dès 1 mètre 40 à 2 mètres 60
au-dessous du niveau du sol, sans qu'aucun vestige exté-

rieur en fit soupçonner l'existence, des restes de construction ancienne, des briques à rebords, un pavé dallé, une auge, des pieux, des pièces de bois et un mur épais, en forme de compartiment, au bas duquel sourdent les eaux minérales dans toute leur richesse de minéralisation ; on découvrit également 2 marteaux paludéens, 1 hache appartenant à l'âge de la pierre et plus tard un poignard d'une époque postérieure. Tous ces objets sont conservés avec soin et forment à l'établissement un curieux petit musée qui renferme, en outre, les échantillons de toutes les matières géologiques qui servent à composer les éléments de l'eau de la Bauche.

La source de la Bauche était donc retrouvée, car les restes que l'on venait de mettre au jour indiquaient d'une manière évidente qu'à une époque qu'il était difficile de préciser, et dont il ne restait aucune tradition, cette source avait dû être utilisée.

L'eau minérale *proto-ferrée, bicarbonatée, crénatée, alcaline, hyposulfitée et ammoniacale* de la Bauche est limpide et fraîche; sa saveur est franchement ferrugineuse et accuse nettement la présence d'un *proto-sel* de fer; elle offre, par l'agitation, l'odeur manifeste des solutions *proto-ferrées*, avec quelque chose de celle de l'acide sulfhydrique, mais à un si faible degré que cela est inappréciable par les réactifs du soufre.

Sa température a constamment accusé, dans les diverses épreuves faites, 12° centigrades.

Sa pesanteur spécifique est de 1,00055. Son débit naturel donne environ 3 litres par minute, soit 4,300 litres en 24 heures.

COMPOSITION DE L'EAU MINÉRALE DE LA BAUCHE

RAPPORTÉE A 1,000 GRAMMES

Gaz de l'air (oxygène et azote)	indéterminé
Gaz acide sulfhydrique libre (traces). . . . . gr. » » »	
Acide carbonique libre.	0.03500
Bicarbonate de chaux	0.25180
— de magnésie.	0.12129
— de protoxyde de fer	0.14257
— de potasse.	0.02150
— d'ammoniaque.	0.02850
— de manganèse	0.00350
Crenate de protoxyde de fer	0.03050
— de potasse	0.01950
— d'ammoniaque.	0.01450
Hyposulfite de soude	0.01215
Phosphate de chaux.	0.01026
Chlorure de sodium.	0.00473
Iodure alcalin (traces sensibles).	» » »
Silice . . . . }	0.01450
Alumine . . . . }	
Glairine . . . . }	0.01200
Extrait humique. . . . . }	
TOTAL.	0.72230

Les analyses faites par M. Calloud en 1862, ont démontré que, puisqu'elle contient 0,17 0/0 de protoxyde de fer, tandis que la plus riche après elle, Orezza, n'en contient que 0,12, Bussang 0,09, Pyrmond et Spa 0,06 à 0,07, Boisplan 0,04, Grésy-sur-Aix et Saint-Moritz 0,03, Saint-Simon et Amphion environ 0,02, l'eau de la Bauche est une des eaux les plus ferrugineuses connues (1). Cette appréciation a été pleinement confirmée en 1863 par une com-

(1) Il est entendu qu'il n'y a pas de comparaison à établir avec les eaux *ferrugineuses sulfatées ou vitriolées*, qui atteignent une minéralisation bien plus forte, mais qui sont presque intolérables. (Dr Guilland. 1865).

mission spéciale de la Société de médecine de Chambéry; en 1864, par une autre commission spéciale italienne, nommée par l'Académie royale de Turin, dont le commandeur Abbene, professeur de chimie à l'Université, fut le rapporteur; en 1864 également, par une troisième commission de l'Académie de médecine de Paris, nommée d'office par l'ordre du ministre des travaux publics; enfin, par un travail lu en 1865 à la Société de médecine de Chambéry par le docteur Guilland, dans lequel il signale, entre autres, deux cas de guérison remarquables opérés par l'eau de la Bauche.

Nous passons sous silence le témoignage d'un grand nombre de médecins français et étrangers, qui sont tous unanimes pour témoigner hautement des vertus thérapeutiques de l'eau de la Bauche et de ses qualités reconstituantes.

En résumé, dit M. Calloud, en terminant le remarquable travail qu'il a fait en 1863, et auquel nous avons fait quelques emprunts, « cette eau minérale est remarquable « par la simplicité de sa minéralisation, par sa faible « densité, qui la rend très-légère à l'estomac, par l'heu- « reuse condition presque entièrement bicarbonatée de « ses sels divers, par sa forte proportion en protoxyde « de fer, par la propriété qu'elle a de le conserver en « solution, enfin par le groupe de ses sels proto-ferrés, « exclusivement bicarbonatés et crénatés, unis à celui « de même condition de la potasse et de l'ammoniaque, « qui doit aider puissamment à son action. Ces diverses « conditions placent cette eau minérale au plus haut « point de considération pour son emploi thérapeutique « et sa popularisation. »

Nous venons d'indiquer succinctement les phases par lesquelles a dû passer la source de la Bauche; nous avons vu que ses propriétés sont remarquables au point de vue

médical ; il nous reste maintenant à examiner les conditions accessoires de tout établissement : situation, climat,
ressources offertes aux étrangers, installation, etc.

C'est ce qui fera l'objet de la seconde partie de ce
travail.

La source minérale de la Bauche, située dans la partie
basse des terres cultivées de la vallée, se trouve un peu
au-dessus de la petite rivière de la Morgue. Son altitude
est de 480 mètres au-dessus du niveau de la mer. Elle est
à peu de distance (150 mètres) de la route départementale
n° 7, qui traverse la commune et aboutit, au nord, au col
du Mont-du-Chat, à la route départemental de Chambéry
à Belley, et au midi, à 6 kilomètres du bourg des
Echelles, au point d'intersection de la route n° 6, de
Chambéry à Lyon et à Grenoble.

Son accès est donc des plus faciles ; cependant, au
point de vue de son exploitation industrielle et commer-
ciale, elle se trouve loin d'une voie ferrée, et il est évident que l'exportation de ces eaux gagnerait beaucoup
si elle était en communication avec une gare de chemin
de fer.

La percée projetée de la montagne de l'Epine et le
chemin de fer qui doit relier directement Chambéry à
Lyon, en gagnant 40 kilomètres sur le parcours actuel,
rempliraient parfaitement les conditions que je viens d'indiquer, et il y a lieu d'espérer que ce projet, qui n'a pas
encore abouti à une solution définitive, se réalisera dans
un avenir prochain d'une manière utile pour les intérêts
de la Bauche (1).

L'établissement de la Bauche est abrité des vents du
nord par un mamelon élevé.

Le site est agreste et riant. Il regarde, au midi, les

(1) La station sera à 5 kil. de la Bauche.

majestueuses montagnes de la Grande-Chartreuse, puis les sommités des grandes Alpes du Dauphiné à l'horizon. Au nord, se trouve le charmant petit lac d'Aiguebelette aux vestiges druidiques ; à l'ouest, sont les portes de Chailles, seul passage possible, dans ces contrées montagneuses, de la route qui conduit de Chambéry à Lyon, route suspendue d'une manière pittoresque au-dessus d'un immense précipice où coule l'ensemble des eaux de la vallée ; à l'est, s'élève en forme de rideau la montagne de l'Epine, où se font des ascensions de touristes pour aller visiter les restes de la tour du *Signal*, située au sommet de la montagne, à une élévation de 1,500 mètres, et d'où l'on jouit d'un panorama splendide des Alpes, du Mont-Blanc, du lac d'Aiguebelette et du lac du Bourget.

Le paysage, comme on le voit par cette simple description, y est riche, et nous ne craignons pas d'affirmer que l'on va souvent chercher bien loin à l'étranger des sites qui ne valent pas ceux de la Bauche. Ajoutons que l'air y est très-pur, assez stimulant, sans être trop vif, les eaux abondantes et d'excellente qualité, garantie par la nature des terrains complètement exempts de sulfate de chaux.

L'établissement hydrominéral, pour lequel on a fait d'importantes dépenses, est parfaitement installé. On peut y prendre des bains d'eau ferrugineuse. M. le comte Crotti de Costigliole, dans le but de ne pas laisser sans asile les personnes qui veulent venir boire l'eau à la source, a fait construire quelques chalets et un hôtel qui peuvent offrir une trentaine de lits et la nourriture aux visiteurs et aux malades.

Un parc bien dessiné, avec des bosquets de verdure, permet à ces derniers, lorsqu'ils sont peu disposés à la marche, de faire un exercice modéré en respirant un air salubre et vivifiant.

Mais l'avenir industriel de la Bauche ne se trouve ni dans ses bains, ni dans ses douches, ni même dans l'usage des eaux bues sur place ; bien que toutes ces conditions puisssent se développer très-facilement et très-utilement au gré du propriétaire, il est tout entier dans la vente de l'eau pour l'exportation.

A partir de 1864, commencement de l'exploitation régulière, la vente a constamment progressé ; elle n'est restée stationnaire que pendant la guerre, sans cependant diminuer, chose assez remarquable. Ainsi, en 1871, l'exportation a été de 35,550 bouteilles ; en 1872, de 40,200 ; en 1873, de 42,000 ; en 1874, de 63,650 bouteilles, et on peut calculer que cette progression ne s'arrêtera certainement pas.

Les bouteilles sont tirées de Vienne (Isère). Les caisses sont faites avec les bois du pays, et trois ouvriers sont employés toute l'année à ce travail, ainsi qu'à la mise en bouteilles.

La valeur des matières premières qui servent à l'exploitation des eaux de la Bauche peut être évaluée à la somme de . . . .   30.000 fr.

Les salaires à celle de . . . .   4.000 »

La valeur des produits fabriqués, c'est-à-dire de l'eau vendue, des pastilles obtenues par évaporation, peut être évaluée à la somme de . . . .   70.000 »

de telle sorte que le capital créé par cet établissement est environ de 44,000 francs par an.

A l'Exposition de Lyon, l'eau de la Bauche a obtenu le diplôme d'honneur ; à celle de Vienne, le diplôme de mérite ; à l'Académie nationale, en 1874, une médaille d'or ; et à l'Exposition de Marseille, la même année, une médaille d'argent.

CHALLES-LES-EAUX [1]

Découverte en 1841 par le docteur Domenget, propriétaire des terres et du château seigneurial des Millet de
Challes, la source de Challes, *sulfureuse, sulfhydratée,
bromurée* et *iodurée*, dit M. Calloud dans le rapport lu
à la séance extraordinaire de la Société médicale le 4
avril 1870, « sourd dans les derniers affleurements des
« couches calcaires de la montagne de Curienne, qui se
« perdent au fond de la vallée, et qu'ont recouvert suc-
« cessivement le terrain clysurien quartenaire et les
« dépôts modernes. La roche d'où elle sourd par exsuda-
« tion et par filets appartient à cette formation géologi-
« que des Alpes que les géologues avaient rapportée
« jusqu'à ces dernières années au terrain oxfordien. Le
« calcaire est de nature argileuse, légèrement bitumi-
« neuse, avec pyrites de persulfure de fer pur, et où on
« décèle des traces manifestes d'iode. La condition
« pyriteuse et bitumineuse du calcaire d'où sort l'eau de
« Challes, avec la circonstance de la faune marine de la
« roche, semble donner le secret de sa minéralisation pri-
« vilégiée en soufre, en brome et en iode. »
Peu de mois après sa découverte, la source de Challes

(1) Challes (Savoie), arrondissement et canton de Chambéry,
commune de Triviers. A 5 kilomètres de Chambéry, 3 départs par
jour.

faisait son entrée dans le monde savant, à l'Institut des provinces, réuni en congrès à Lyon, sous le patronage de MM. Domenget, son parrain, Pelouze et Commarmond. En 1842, elle était analysée par M. O. Henry, au nom de l'Académie de médecine de Paris.

En 1843, M. Bonjean, de Chambéry, la soumettait à son tour à son analyse, et faisait à ce sujet d'intéressantes recherches chimiques, physiologiques et médicales, qui prouvaient, d'une manière évidente, que les eaux de Challes sont les plus riches et les mieux minéralisées de toutes les eaux sulfureuses connues. La proportion de leur principe de sulfuration a quelque chose de vraiment extraordinaire ; elle a donné jusqu'à 559 milligrammes de sulfure de sodium anhydre par 1,000 grammes d'eau.

On peut, du reste, se faire une idée de leur richesse quand on saura que, par comparaison avec le groupe sulfureux des Pyrénées, 1 litre d'eau de Challes équivaut à 30 litres des Eaux-Bonnes, à 22 de Cauterets, à 16 de Baréges, à 12 de la Bassère, à 11 de Luchon (source Reine), et à 7 de Cadéac.

En août 1844, le docteur Dupasquier la titrait lui-même, avec son sulfhydromètre, devant la Société géologique de France réunie à Chambéry. Autorisée pour sa vente en France le 27 octobre 1842, elle avait, en 1854, les honneurs d'un rapport fait par le docteur Le Bret au nom de la Société d'hydrologie de Paris.

Dès lors elle était l'objet de nombreuses brochures spéciales, et tous les traités généraux d'hydrologie et de thérapeutique l'ont mentionnée d'une manière toute spéciale.

Dans la longue nomenclature des biographes des eaux de Challes nous remarquons les noms de MM. Domenget, O. Henry, Bonjean, Bertini (de Turin), Rognetta, Vidal, Lombard, Davat, Bertier, Henriech, Guilland, Diday,

Pétrequin et Socquet, Durand-Fardel, Le Bret, Lefort et
François [Dictionnaire général des eaux minérales],
Calloud, Bertherand, C. James, P. Labarthe, John Mac-
pherson, Hudry-Menos, etc., etc.

Mais si la réputation de Challes était bien établie au
point de vue minéral et thérapeutique, son avenir industriel ne se dessinait pas encore aussi nettement.

En 1855, on avait fait un nouveau captage, qui avait
donné d'assez bons résultats. Depuis cette époque, l'eau
minérale était reçue en 3 compartiments, creusés à environ 3 mètres au-dessous du sol ; deux avaient été creusés
dans le roc même, avec parois latérales recouvertes de
ciment, et le troisième, en forme de puits, à parois nues,
en dehors de la roche, dans le sous-sol. Dans ces trois
compartiments, l'eau minérale donnait des résultats différents, tant pour le jaugeage que pour la sulfuration.
Suivant ses provenances, l'eau minérale était désignée
sous le nom de *grande source, petite source* et *puits.*

· L'eau de la grande source, la principale, était la plus
riche en minéralisation sulfhydratée ; c'était la seule
consacrée, jusqu'en 1870, à l'usage médical et à l'exportation.

L'eau de la petite source et celle du puits avaient été
aménagées pour des emplois spéciaux à venir.

Disons néanmoins que, quoique inférieure en sulfuration à la première, l'eau de Challes débitée par la petite
source et par le puits aurait fait la fortune de plus d'une
station hydrominérale.

Un bâtiment, fermé de toutes parts, garantissait la
source des influences de l'air extérieur et des infiltrations
d'eaux pluviales. C'était dans une portion de ce bâtiment
que se trouvait la buvette et que se pratiquait l'embouteillage de l'eau destinée à l'exportation.

Le débit des 3 sources donnait, à cette époque (1855),

5,000 litres par 24 heures, chiffre encore insuffisant pour
atteindre une large consommation sur place ou au dehors, attendu que la quantité *maxima* d'eau à 150° que
l'on pouvait recueillir n'était que de 250 litres par jour,
parce que pour obtenir de l'eau à 180° il fallait laisser le
bassin de la grande source en repos pendant 8 jours, et
pour avoir de l'eau à 200° pendant 12 jours.

Nous verrons plus loin les changements heureux qu'on
a obtenus par les travaux qui ont été faits en 1873-1874.

Le docteur Domenget mourut le 4 février 1867, avant
d'avoir vu l'entier épanouissement de sa découverte, qui
était menacée d'attendre longtemps peut-être les déve-
loppements auxquels l'appelaient à l'envi sa minéralisation privilégiée, son heureux site et l'essor imprimé partout à l'hydrologie médicale, lorsque, en 1870, quelques
Savoyards, dévoués aux intérêts de leur pays, réalisèrent
un projet, mis déjà bien des fois en avant et toujours sans
succès, en se constituant en comité fondateur d'une
*Société anonyme pour acquérir et exploiter la source de
Challes.* Ils réunissaient entre eux (ils étaient 14) la
moitié du fonds social jugé nécessaire, et provoquaient
son complément au moyen de 225 actions rapidement
souscrites.

Le contrat d'acquisition, retardé par quelques forma-
lités accessoires, était signé le 1er avril 1871, et la société
entrait immédiatement en jouissance.

Désormais l'avenir des eaux de Challes était assuré. On
n'avait encore, il est vrai, que des moyens d'exécution
assez restreints, mais on avait confiance, et le reste devait
être l'effet du temps. Le château de Challes, parfaitement
restauré, avait été aménagé pour recevoir un certain
nombre de baigneurs, qui y ont trouvé un confortable
qui n'existait point jusqu'alors. Cette habitation se trouve
placée à 400 mètres de la source, au milieu d'un parc de

4 hectares, qui offre la ressource de jolies promenades et
de vues magnifiques sur un splendide panorama, clos au
midi par les grandes Alpes. Mais on reconnut promptement que ce local était devenu insuffisant.

Aussi, dans le rapport qui fut fait à l'assemblée générale des actionnaires qui eut lieu à Chambéry le 3 avril
1875, on indiquait que, tant que la quantité d'eau minérale
disponible pouvait seulement suffire aux besoins de
l'exportation croissante, on n'avait pas prévu qu'il y eût
lieu de construire à la source autre chose qu'une buvette
plus propre et plus confortable que celle qui existait. Mais
maintenant que la société peut disposer d'une quantité
d'eau triple de ce qu'elle était pour l'exportation et la boisson, le moment était venu d'en profiter et de construire,
à la source, un établissement contenant tous les aména-
gements existant dans les stations similaires.

L'édifice contient :

1º Dans le sous-sol, de vastes caves servant à l'embouteillage et à l'emmagasinement de l'eau à exporter. Ce
sous-sol, en raison de sa température élevée, offre
l'avantage de pouvoir faire en hiver un approvisionnement
considérable de bouteilles et de caisses toutes prêtes pour
l'exportation ; ,

2º Au rez-de-chaussée, une vaste salle d'entrée pour
la buvette, deux salles d'inhalation, deux salles de pulvérisation, un local pour l'hydrothérapie et le cabinet du
médecin ;

3º Au premier étage, un établissement balnéaire contenant 22 baignoires et tous les locaux nécessaires pour
le service ;

4º Dans les combles, enfin, les réservoirs de l'eau
destinée aux salles d'inhalation et d'hydrothérapie.

Mais, avant l'installation d'un établissement hydrominéral, une question plus importante avait préoccupé la société dès les débuts de son exploitation. C'était le moyen d'augmenter le débit de la source, que l'on pensait, par un captage intelligent et conduit avec soin, pouvoir fournir une quantité d'eau beaucoup plus considérable.

Les travaux confiés à M. Boutan, ingénieur ordinaire des mines à Chambéry, commencèrent dès les premiers jours du mois de novembre 1873, et furent achevés, au moins pour le point essentiel, le captage proprement dit, le 1er mai 1874.

Sans vouloir entrer dans tous les détails d'une opération qui a été faite avec le plus grand soin, et qui a offert un véritable intérêt aux ingénieurs qui ont suivi les travaux, nous dirons seulement qu'au point de vue de la solution industrielle ils se résument dans les faits suivants :

1° On a désormais le triple d'eau disponible pour l'embouteillage et la boisson, relativement à ce qui existait avant le nouveau captage, c'est-à-dire 750 litres par jour, à 150 degrés sulfhydrométriques, au lieu de 250 litres, et cela indépendamment de l'eau pour les bains, l'inhalation et la pulvérisation ;

2° L'eau minérale offre une plus grande régularité et une plus grande constance de minéralisation, puisqu'il ne faut plus laisser reposer l'eau que 24 heures au lieu de 12 jours pour arriver au maximun de 200°. Ce fait et l'uniformité du débit prouvent que l'eau minérale arrive maintenant entièrement pure et dépourvue de tout mélange d'eau ordinaire, condition très-importante, et qui n'existait pas auparavant. On peut donc garantir maintenant un maximun de 150° ;

3° Tous les filets d'eau minérale étant maintenant réunis dans un seul réservoir de captage, on est assuré de n'en point perdre, et le travail présente des garanties de durée et de solidité qu'il n'avait point par le passé, et qui lui a permis de supporter sans danger l'inondation du 18 janvier. Malgré les 6 mètres de hauteur d'eau qui ont exercé une pression considérable sur le griffon, la source a été retrouvée, après épuisement des eaux, parfaitement identique à ce qu'elle était auparavant, soit au point de vue du débit, soit à celui de la minéralisation.

L'eau pour l'embouteillage est puisée au moyen d'un syphon de verre, muni d'un robinet de bois. Le syphon est amorcé par le poids de l'eau formant la colonne ; c'est donc l'eau du fond du réservoir, c'est-à-dire la portion de l'eau complétement à l'abri du contact de l'air, que boivent les malades.

En 1871, l'exportation des eaux n'avait été que de 13,513 bouteilles ; en 1872 il avait doublé, 26,307 ; en 1873, 38,119 bouteilles ; en 1874 il a été de 49,346. On peut calculer que pour l'année courante on atteindra le chiffre de 60,000 bouteilles.

La température de l'eau de Challes est de 10° 5 à 10° 3 centigrades, suivant la dernière analyse faite par M. Garrigou, de Montpellier, en 1874, et dont voici les résultats :

POUR 1 LITRE D'EAU

Soufre (représentant l'acide sulfhydrique ibre).	gr. 0 0140	Soufre total dosé par la balance à l'état de sulfaté de plomb = 0 gr. 1972.
Soufre représentant l'acide sulfhydrique combiné à l'état de sulfhydra'e de sulfure.	0.0465	
Soufre à l'état de monosulfures.	0.1128	
— probablement à l'état de polysulfure	0.0189	
— à l'état d'hyposulfite	0.0050	
Acide sulfurique.	0.0390	
— silicique.	0.0092	
— carbonique libre ou à l'état de bicarbonate	0.1162	
— carbonique fixe.	?	
— phosphorique.	0.00057	
— nitrique.	0.0011	
Chlore	0 0870	
Brome	0.0016	
Iode	0.0009	
Soude.	0.4749	
Potasse	0.0057	
Ammoniaque.	0.0022	
Chaux	0.0856	
Magnésie	0.0021	
Alumine	0.00022	
Fer.	0.00039	
Manganèse	traces nettes.	
Cobalt	traces à peine sensibles.	
Cuivre.	traces très-nettes.	
Plomb.	id.	
Antimoine.	traces ?	
Arsenic.	0.000007	
Matière organique dyalisée	abondante.	
Matière organique non dyalisée	assez abondante.	
Total.	1.023887	

L'eau de Challes est franchement sulfurée au goût et à l'odorat. Elle est très-nettement amère, et laisse cette amertume subsister même après qu'on l'a bue déjà depuis un moment. Sa limpidité est parfaite, et elle n'est nullement colorée.

Malgré leur haut degré de sulfuration, les eaux de Challes sont très-bien supportées par l'estomac, ce qui tient à la parfaite neutralité du sulfure de sodium, et sans doute aussi à leur minéralisation alcaline, laquelle dispose, au sein de l'économie, une prompte combustion du sulfure sodique, en le transformant en hyposulfite et en sulfate, forme sous lesquelles il est charrié ensuite dans la circulation.

L'eau de Challes, essentiellement *dépurative, résolutive* et *cicatrisante*, est d'un effet très-remarquable dans toutes les maladies de la peau et les affections chroniques du système muqueux. On l'associe avec succès aux eaux d'Aix dans la médication que l'on fait suivre à la plupart des malades qui fréquentent cette station balnéaire.

L'utilité des eaux de Challes est incontestable, et ses vertus thérapeutiques sont attestées chaque année, de la manière la plus éclatante, par les médecins de France et de l'étranger. Une circonstance qui ajoute à leur vertu et les rend particulièrement exploitables, c'est leur facile accès, leur proximité de Chambéry (5 kilomètres) et du chemin de fer P.-L.-M. (station des Marches), qui en permet le transport facile et moins onéreux, et facilite le voyage des malades qui les fréquentent. Nous avons dit plus haut que le château de Challes se trouvait au milieu d'un magnifique parc ; indépendamment des promenades qu'on peut y faire, les malades qui viennent à Challes ou les personnes qui les accompagnent trouvent à faire des excursions charmantes à des distances plus ou moins rapprochées, telles que le Bout-du-Monde et la papeterie de Leysse, la Cascade de la Doria, la dent de Nivolet, le château de Miolans, les ruines de Chignin, le Mont-de-

Joigny, le Signal, la Dent-du-Chat, les Charmettes, la Grande-Chartreuse et les sources du Guiers, Aix, Bourdeau, Hautecombe, Annecy, le val du Fier, les gorges du Fier, etc.

Tout se trouve donc réuni à Challes pour offrir au visiteur le complément, souvent même l'élément principal d'une saison aux eaux : beau pays, bon air, belles excursions, proximité d'une ville avec ses distractions et ses ressources.

La compagnie n'a été, jusqu'à présent, on peut le dire, qu'en voie de préparation, au point de vue de l'exploitation industrielle proprement dite, mais elle entre dans une phase nouvelle et vient d'affermer l'établissement à une Compagnie fermière qui le prend à bail pour une durée de 20 années. Nous avons fait connaître plus haut le nombre de bouteilles exportées ; nous ajouterons que les caisses qui sont destinées à les contenir sont confectionnées à l'usine de M. Pierre Rey, à la Seytaz, près de La Rochette (1).

En résumé, l'exploitation de la source de Challes, qui entre maintenant dans une période très-accentuée de développement, peut créer actuellement un capital annuel qu'on ne saurait évaluer à moins de 50,000 fr.

On ne peut que faire des vœux pour voir la continuation de sa prospérité, qui doit être si utile à tant de points de vue.

(1) *La Savoie industrielle*, tome I, page 564.

LA CAILLE[1]

Les eaux alcalines, calcaires, sulfureuses de la Caille sont situées à 2 kilomètres 1/2 du village de ce nom, sur la rive gauche du torrent des Usses. Elles avaient déjà dû fixer l'attention des Romains. Les travaux de déblais qui furent exécutés en 1847 y firent découvrir des thermes qui ne laissèrent aucun doute à cet égard.

D'autres constructions qui se rapportent d'une manière évidente à la période du moyen-âge semblent prouver que les bains de la Caille survécurent à la domination romaine, et que leur position spéciale les fit échapper à la dévastation qui signala d'une manière générale l'invasion des barbares en Occident.

Oubliés pendant de longues années, elles reparurent de nouveau vers la fin du siècle dernier.

La légende qui en attribue la découverte à cette époque est assez curieuse pour que nous la fassions connaître telle qu'elle se raconte dans le pays, que nous avons parcouru plus d'une fois.

(1) La Caille (Haute-Savoie), arrondissement de Saint-Julien, canton de Cruseilles, commune d'Allonzier.

L'établissement est à 9 kilomètres d'Annecy, à 20 kilomètres de Genève, sur la rive gauche des Usses. De Paris à Annecy, chemin de fer P.-L.-M. Trajet en 16 heures.

On rapporte qu'un pauvre homme de la localité, atteint d'une maladie de la peau dont il souffrait depuis longtemps, errant un jour sur le bord des Usses, sentit tout à coup une forte odeur de soufre. Il eut l'idée de remonter jusqu'au point de départ de cette émanation, et arriva ainsi près du rocher. Il y trouva, avec la même odeur plus prononcée, des flaques d'eau qui ne lui laissèrent aucun doute sur l'existence d'une source dans le voisinage. Au bout de quelques instants d'exploration, en effet, il la vit jaillir avec une grande abondance. Frappé de la température presque tiède de cette eau, il en augura bien pour le soulagement de son infirmité, et, lui ayant tracé un cours vers les Usses, il improvisa sur son passage, dans un sol facile à creuser, une baignoire naturelle, qui lui servit à prendre des bains qui le guérirent complétement de sa maladie.

Assurément la source de la Caille était trouvée; mais elle n'était pas exploitée, et elle resta dans cet état pendant de longues années encore.

Cet endroit fut appelé *Lau Bens* (les bains), et les eaux chaudes servaient alternativement, à l'aide d'un tuyau et d'un cuvier que l'on transportait de la rive droite à la rive gauche et *vice-versa*, selon que l'on arrivait du côté du Châtelard, dit *Château des Fées*, ou du côté opposé, celui de Cruseilles.

En 1784, M. Bonvoisin fut le premier qui fit une visite scientifique officielle aux sources de la Caille. Sur la foi de leur réputation, et d'après quelques expériences qu'il fit lui-même, il insista pour qu'elles ne fussent pas laissées dans l'oubli où on semblait les avoir condamnées.

Ce ne fut cependant que sept ans après, en 1791, d'après les ordres de M. le comte Sechi, intendant de la ville d'Annecy, que MM. Despine père et fils vinrent leur apporter le premier baptême scientifique et les classer au nombre des meilleures et des plus salutaires sources jaillissant du sol de la Savoie.

En 1801, sur les instances de M. Albanis de Beaumont, une nouvelle analyse fut faite par MM. Tingry, Pictet, de la Rive, de Saussure, Paul et Colladon, tous membres de la Société des arts et des sciences de Genève, en présence de M. Eymar, alors préfet du département du Léman.

En 1802, elles furent visitées de nouveau par MM. Despine père et fils, qui constatèrent une fois de plus leur utilité, et déplorèrent la difficulté de l'accès, qui semblait rendre à peu près impossible leur exploitation régulière et utile. Cependant les efforts de ces hommes spéciaux ne contribuèrent pas peu à augmenter la réputation des eaux de la Caille, et enfin, en 1825, pour satisfaire aux exigences des malades, dont le nombre allait se multipliant chaque année, quelques voisins, aidés de personnes d'Annecy, firent élever sur la partie d'une seule des deux sources quelques baraques en bois, qui, bien que d'une grande utilité, ne purent suffire longtemps aux besoins des malades.

Dès 1827, une première construction en maçonnerie légère et étroite s'éleva sur le versant de Cruseilles, et servit pendant 20 années, jusqu'au moment où le chanoine Crozet-Mouchet devint seul acquéreur du sol et des sources.

C'est donc de 1847 que date réellement la prospérité des eaux de la Caille, à laquelle avait contribué, dans une mesure assez restreinte, M. Baussant, qui commença la restauration des thermes, complétement achevée par le chanoine Crozet-Mouchet.

Le principal obstacle au développement des bains de la Caille était évidemment la difficulté de leur accès. Un premier chemin à talons fut pratiqué sur le versant de la commune de Cruseilles et exécuté aux frais de la commune.

Il permit aux piétons de descendre sans danger dans une profondeur de 250 mètres, à travers les zigzags et les failles de la montagne.

Mais l'établissement ne pouvait s'arranger d'une semblable voie de communication, qui n'était accessible qu'aux gens bien portants.

Après de nombreuses études et avec une persévérance inouïe, le chanoine Crozet-Mouchet parvint à vaincre toutes les difficultés, et le 23 mai 1852 s'inaugura, en présence de toutes les autorités de la ville d'Annecy et d'un grand nombre de voyageurs accourus de Genève, de Lausanne, Bourg, etc, la nouvelle route carrossable, qui, semblable à un serpent capricieux, dépliant ses merveilleux anneaux, relie sur la rive de la Caille l'établissement thermal au magnifique pont Charles-Albert, établi à 200 mètres au-dessus des Usses, sur la route d'Annecy à Genève.

Le pont Charles-Albert, connu également sous le nom de pont de la Caille, est assurément une des curiosités de la Haute-Savoie. Très-fréquenté autrefois, avant que le chemin de fer ne menât rapidement à Genève, il se trouvait sur la route naturelle que suivaient les voyageurs pour aller d'Italie en Suisse.

La longueur de son tablier, qui n'a pas moins de 192 mètres ; sa hauteur, qui le tient suspendu au-dessus d'un gouffre de 200 mètres de profondeur ; la hardiesse avec laquelle il relie les deux rives des Usses, en font une des merveilles de l'industrie dans un siècle si fécond cependant en curiosités de ce genre.

Un pont de pierre qui existait plus bas s'étant écroulé, fut remplacé par un autre placé beaucoup plus bas encore, mais qui présentait au roulage tant d'inconvénients, que cette route n'avait pas tardé à être délaissée.

C'est dans ces conditions que la ville d'Annecy, mue par un sentiment patriotique, prit l'initiative d'une démarche auprès du roi Charles-Albert, qui, en lui donnant l'autorisation de construire un nouveau pont plus conforme aux intérêts du pays, lui accorda un subside de 90,000 fr.

On se mit immédiatement à l'œuvre, et la construction du pont, confiée à MM. Blanc, d'Annecy, Bonnardet, de Lyon, et Bertin, de Paris, sous la direction de l'ingénieur M. Le Haître, fut achevée en dix-huit mois. Le 11 juillet 1839, en présence des autorités de la province, le pont de la Caille fut livré à la circulation et baptisé du nom de Charles-Albert, en reconnaissance des bienfaits que le roi ne cessait d'accorder à ses sujets.

Le chanoine Crozet-Mouchet, et après lui le docteur Secrétan, de Genève, mirent tous leurs soins à embellir et à compléter l'établissement thermal, qui aujourd'hui offre au baigneur tout le confortable que l'on peut désirer, et des distractions que l'on ne saurait soupçonner dans un lieu primitivement si aride et si ingrat naturellement.

L'établissement se compose actuellement de cinq bâtiments parfaitement aménagés. Indépendamment des pièces d'habitation, qui sont saines et suffisamment spacieuses, les thermes proprement dits comprennent une vaste piscine de natation à courant continu, des cabinets pour douches écossaises perfectionnées, des appareils pour douches locales, vingt baignoires où l'eau arrive directement du point de captage au moyen de conduits en plomb qui passent au-dessus des Usses.

Grâce à ce matériel industriel, on donne chaque année 1,500 bains, 150 douches écossaises et 400 douches autres.

Le personnel de l'établissement thermal et de trois hommes et quatre femmes. Il s'ouvre habituellement à la fin de mai. Sa fermeture n'a pas de date déterminée, et dépend beaucoup des circonstances atmosphériques. En moyenne on peut compter que le temps utile ne dépasse pas 60 jours pleins. En dehors de nombreux visiteurs, touristes, dont quelques-uns séjournent pendant une saison (de 15 à 20 jours), on ne compte en moyenne que 120 baigneurs faisant réellement une cure.

On peut admettre que ces baigneurs laissent dans le pays un capital créé de 15,000 francs chaque année.

Les eaux sulfureuses, sulfhydriquées, sulfhydratées et alcalines de la Caille ont une température habituelle de 28 à 30° centigrades. Deux sources, d'un débit total de 100 litres par minute ou de 144,000 litres en 24 heures, alimentent les bains et douches.

Elles ont été analysées à différentes reprises et en der-. nier lieu par M. P. Morin, de Genève, qui en a donné la composition suivante:

POUR 1,000 GRAMMES D'EAU

GAZ

		gr.
Acide carbonique	....	0.0160
Acide sulfhydrique..	....	0.0071
Azote	....	0.0320

ACIDES

Acide carbonique	....	0.0969
Acide sulfurique	....	0.0440
Silice	....	0.0187
Chlore.	....	0.0030
Soufre.	....	0.0023

BASES

Alumine	....	0.0028
Chaux.	....	0.0680
Magnésie.	....	0.0300
Soude	....	0.0290
Potasse	....	0.0020
Glairine	....	(quantité indéterm.)
	Total approximatif	0.3518

Elles sont toniques, fondantes, apéritives et diurétiques. Elles cicatrisent promptement les plaies et les blessures.

Les maladies dans lesquelles l'efficacité de ces eaux est surtout remarquable sont : 1º les affections cutanées de toutes sortes ; 2º les scrofules, engorgements glandulaires, débilité de tempérament ; 3º les rhumatismes chroniques ; 4º les maladies du larynx et de la poitrine.

La composition chimique des eaux de la Caille les rapproche de certaines eaux sulfureuses fort estimées des Pyrénées, en particulier de quelques-unes des eaux de Bagnères-de-Luchon.

Les eaux de la Caille ne sont point exploitées pour l'exportation. Quelques baigneurs en emportent avec eux ou s'en font adresser quelques caisses, et dans ce cas on ne leur fait payer que les frais d'emballage.

On voit que, par leur position, par leur débit, par leur captage, qui aurait besoin d'être amélioré, les eaux de la Caille, tout en jouissant de propriétés thérapeutiques très-bien caractérisées, ne peuvent prétendre à un grand développement à moins de frais très-considérables dont on ne retrouverait sans doute pas l'équivalent

SALINS [1]

La concession, qui a été faite en 1874 à la compagnie générale dite de la Tarentaise, des eaux de Salins et de Brides, a déjà amené de grands changements dans la consistance de ces deux établissements, qui étaient restés jusqu'à présent dans un état d'infériorité relative dont ils sortiront sans nul doute.

Verneilh fait mention des sources de Salins; mais il ne paraît pas qu'à l'époque où il écrivait on en tirât parti au point de vue de la science thérapeutique. Il raconte que, lors du tremblement de terre de Lisbonne, les sources de Salins tarirent pendant 48 heures, et que, lorsqu'elles reparurent, leur volume se trouva augmenté, tandis que leur salure avait diminué.

On évaluait, à cette époque, à 100.000 pieds cubes leur débit en 24 heures.

Bien que l'exploitation des eaux de Salins, au point de vue de l'extraction du sel, fût pratiquée depuis un temps très-reculé, et que les Romains eux-mêmes les eussent uti-

(1) Savoie, arrondissement de Moûtiers, canton de Moûtiers, 260 habitants. A 20 minutes de Moûtiers. Chemin de fer de Paris à Chamousset (15 heures). Voitures pour Albertville (2 heures), et pour Moûtiers (4 heures 1/2).

lisées à ce point de vue, on n'a aucune donnée certaine
sur leur usage au point de vue médical. Nous n'avons trouvé
à ce sujet aucun document dans les volumineuses archives
que nous avons été obligé de dépouiller, et M. Laissus,
auquel on doit de remarquables travaux de monographie
sur Brides et Salins, n'a pas été plus heureux que nous.

Nous savons par lui que c'est en 1838 qu'une société,
formée à Moûtiers, conçut le projet d'élever à Salins, sur
l'issue même des sources, un établissement thermal qui
fut commencé en 1839 et achevé en 1841. De proportions
modestes, restreint nécessairement par la nature de son
emplacement, dans une excavation pratiquée à huit mètres au-dessous du niveau du sol, ce petit établissement
contenait au rez-de-chaussée 9 cabinets de bains, une salle
de douches, une piscine et séchoir, et, à l'étage supérieur,
des salles d'attente et le logement des employés.

Cet établissement, qui a pu suffire pendant de longues
années aux besoins des quelques personnes, en petit nombre, qui venaient lui demander la santé, est actuellement
trop petit et ne répond plus à l'importance et à la renommée de ses eaux, qui sont de plus en plus fréquentées,
grâce aux facilités de communications, qui s'étendront encore lorsque l'embranchement d'Albertville sera fait.

Mais nous avons dit que la situation particulièrement
exiguë du terrain ne permettait pas de donner à Salins
même un développement suffisant à un établssement thermal, et on avait eu l'idée, en 1852, d'amener les eaux
plus loin, dans la plaine, près de Moûtiers ou à Moûtiers même, dans l'ancien emplacement des salines, afin
de pouvoir réaliser un vœu si souvent émis par les diverses
personnes qui s'intéressaient à cette question (1).

(1) Compte rendu du Conseil divisionnaire de Chambéry. Proposition de M. Avet.

Les études auxquelles on s'était livré permettaient de supposer que les eaux, ainsi transportées à 2 kilomètres, ne perdraient point de leurs qualités curatives.

Aucune solution ne vint cependant donner satisfaction aux intérêts engagés. Plus tard, en 1863, à la fin d'un travail publié par M. Laissus, ce praticien disait : « Faisons des vœux pour que la haute et féconde protection du Gouvernement soit acquise à cette œuvre éminemment philanthropique, qui sera comme un gage assuré de la prospérité future de la ville de Moûtiers en Tarentaise. »

Grâce à la bienveillance du Gouvernement, au zèle et au dévouement de M. Bérard, alors député pour l'arrondissement de Moûtiers, à l'activité de la municipalité de cette ville, les efforts communs furent couronnés de succès, et la concession à la ville de Moûtiers de la saline, y compris la source qui l'alimente et toutes ses dépendances, pour être convertie en établissement thermal, fut un fait accompli par la loi du 18-28 juillet 1868, promulguée le 10 août de la même année.

Les événements qui survinrent en 1870 ne permirent pas de donner suite à l'idée qui venait de recevoir une si heureuse solution ; ce ne fut qu'en 1874 que la ville de Moûtiers en fit la cession à une compagnie importante, qui s'occupe activement de mettre l'exploitation à la hauteur des besoins du public et des ressources considérables des eaux dont elle pourra disposer.

Salins, qui fut autrefois une ville importante, détruite vers la fin du XIVe siècle par des éboulements considérables, n'est plus maintenant qu'un modeste village, situé à 1,500 mètres de Moûtiers, chef-lieu de sous-préfecture et siége de l'évêché de Tarentaise ; on y arrive par une belle promenade en plaine. Son altitude est de 485 mètres au-dessus du niveau de la mer, la température moyenne

.pour les cent jours d'été de $+ 22°$ c. Le vent régnant, nord-ouest ; la direction du courant, nord-ouest et sud-est. Le climat est excellent, les épidémies y sont inconnues, et le magnifique aspect que présente la population de cette petite commune vient à l'appui de ce que nous disons.

Enclavé dans un vallon étroit, qui est lui-même encaissé dans une double rangée de montagnes, il semble, à ce point de vue, qu'il y aurait opportunité à transporter la source à Moûtiers, qui peut offrir plus de facilités pour le développement de l'établissement projeté.

Les eaux de Salins sourdent sur la rive droite du Doron, au pied d'un grand roc calcaire qui domine le village au sud-est.

Examinée dans un verre, l'eau de Salins est d'une limpidité parfaite ; exposée à l'air, elle se couvre à la surface d'une pellicule irisée.

Elle n'offre pas ordinairement une odeur bien marquée. Dans quelques circonstances seulement, comme dans les changements de temps, elle dégage une odeur *sui generis* qui a une certaine analogie avec celle qu'on respire sur les bords de la mer.

La saveur de cette eau minérale est franchement salée, un peu amère ; néanmoins, malgré ce goût très-prononcé, elle n'est pas, paraît-il, désagréable à boire. Au toucher, elle est rugueuse comme toutes les eaux fortement minéralisées par le principe salin.

Sa température est de 35 à 36° centigrades ; son débit est considérable, puisqu'il ne s'élève pas à moins de 2,431 litres par minute, ou 3,500,640 litres par 24 heures.

Sa minéralisation donne plus de 16 grammes de sels par litre ; parmi ces sels figurent le chlorure de sodium dans la proportion de 10 à 11 grammes par litre, le chlorure de lithium, les sulfates alcalins, le fer, le manganèse, des traces de bromure, d'iodure de potassium, des arséniates de fer et de chaux (1).

ANALYSE DES EAUX DE SALINS

Gaz acide carbonique	grammes	0,68
Carbonate de fer.	»	0,15
— de chaux	»	0,75
Sulfate de chaux.		2,40
— de magnésie.	»	0,52
— de soude.	»	1,90
Hydrochlorate de magnésie.	»	0,40
— de soude.	»	10,22
Eau.	»	982,50
Total.	»	1,000,08

(Berthier, professeur de l'Ecole Impériale des mines de Moûtiers. 1809).

Aussi, dit le savant docteur Rotereau, les eaux de Salins peuvent remplacer avantageusement celles de Hombourg, Manheim, Wiesbaden, Kreuznach et Kissingen, dont l'Allemagne est si fière.

Les eaux de Salins sont toniques, altérantes ou purgatives, suivant l'usage méthodique qu'on en fait. Elles ne s'exportent pas.

Elles s'administrent principalement sous forme de bains, puis de douches, de vapeurs, de lotions, de boue, et s'emploient également en boisson.

Elles sont efficaces dans la cachexie scrofuleuse et toutes les affections qu'elle peut compliquer, les dartres et les maladies de la peau, le rachitisme pas trop invétéré, les rhumatismes, les ulcères atoniques, abcès, trajets fistuleux, la leucorrhée, les engorgements lymphatiques du bas-ventre, les tumeurs blanches, l'aménorrhée, la dys-

(1) Analyses de MM. Berthier, Reverdy, Calloud, Ch. Calloud, docteur Savoyen, etc.

ménorrhée par atonie, l'ankylose incomplète, la débilité générale du corps (docteur (Savoyen).

L'Etablissement thermal est situé à l'entrée de la source. Il est composé d'un premier étage, dans lequel se trouvent les salons d'attente, et d'un rez-de-chaussée sur lequel s'ouvrent les cabinets de bains, les douches et les piscines.

Salins a été agrandi, malgré les immenses difficultés que créait un aspect forcément limité, de quatorze cabinets de bains, de deux piscines de famille, et d'un nouveau cabinet de douches ; — soit vingt-trois cabinets, trois piscines à *courant continu* — qu'on note ce luxe qui ne se rencontre nulle part ailleurs, et deux cabinets de douches dont les réservoirs à 9 mètres de hauteur peuvent débiter 500 litres par minute ; tous deux sont très-bien outillés et aménagés pour douches de toute nature, à percussion, en cercle, en pluie, locales ou générales, écossaises, etc.

Trois piscines complètent le système balnéaire de Salins : deux petites, dite de famille, et une grande pouvant servir aux exercices de natation. Notons encore, comme annexe — un robinet pour la boisson, dans un cabinet séparé donnant accès à la galerie souterraine qui fait communiquer l'Etablissement avec la grande piscine de captation.

Le baigneur qui vient à Salins trouvera, dans les excursions qu'il peut faire, un précieux adjuvant au traitement qu'il doit suivre. La Tarentaise est, sans contredit, une des parties les plus pittoresques de la Savoie.

Les vallées de Brides, de Bozel, d'Aime, de Bourg-Saint-Maurice, le bassin d'Aigueblanche, le Mont Jovet, la vallée de Sainte-Foy et de Tignes, sont des buts d'excursion que le baigneur peut étendre ou restreindre à son caprice, suivant ses forces et ses moyens, ses goûts ou ses aptitudes pour l'archéologie, la botanique ou la géologie.

BRIDES [1]

La source saline de Brides est captée et aménagée pour 20 bains en baignoires, 3 piscines, 1 douche ordinaire, 4 douches ascendantes, 1 bain de vapeur et 1 buvette.

Sa température est de 35° centigrades, son débit de 208 litres par minute ou 299,520 litres par 24 heures.

L'établissement de Brides appartient, depuis 1874, à la société générale de la Tarentaise. Aussi peut-on lui appliquer, au point de vue de l'exploitation industrielle, ce que nous avons dit de celui de Salins.

Bornons-nous donc à indiquer brièvement l'historique de sa fondation, dont nous empruntons les principaux éléments aux travaux de M. le docteur Laissus et à une brochure de M. le docteur Girard de Cailleux publiée tout récemment.

L'origine des eaux de Brides, connues anciennement sous le nom d'*eaux du Bain*, puis d'*eaux de la Perrière*, remonte à une époque assez reculée. Une vieille tradition, qui s'est perpétuée d'âge en âge ; la dénomination de *Hameau des Bains*, que porte depuis un temps immémorial le village actuel de Brides ; la découverte, faite en 1817, près des sources thermales, d'une médaille d'or présentant

(1) Savoie, arrondissement de Moûtiers, canton de Bozel, 178 habitants.

d'un côté l'effigie d'une impératrice avec le mot *Faustinœ*, et de l'autre le dieu Esculape, assis et appuyé sur une urne d'où s'écoule une source, tous ces indices sont la preuve très-probable d'anciens thermes, que des inondations ou des accidents de terrains ont dû faire disparaître à diverses époques qu'il n'est pas possible de préciser.

Une brochure du révérend père Bernard, intitulée *Les Eaux du Bain*, et imprimée à Villefranche, en 1685, donne l'indication d'un témoignage certain de l'époque à laquelle les eaux de Brides étaient déjà employées.

En 1653, les sources, à la suite de pluies diluviennes, furent complétement ensablées, et ce ne fut que quelques années plus tard qu'on les retrouva. Elles furent alors administrées par M. Varrot, notaire à Moûtiers, qui en était devenu acquéreur. Depuis cette époque, les documents manquent absolument à leur égard. Verneilh et Lelivec en font mention de la manière suivante : « Le hameau des Bains, commune de la Perrière, doit son nom à des eaux thermales autrefois très-fréquentées, mais qui paraissent avoir été dérangées par des éboulements. »

Grillet est encore moins explicite. Il faut remonter jusqu'à l'année 1818, dans le courant de laquelle les eaux de Brides, grâce à la débâcle d'une grande masse d'eau qui s'était formée au-dessus de Champagny, furent de nouveau rendues à l'humanité à la suite de l'inondation qui amena un léger déplacement du lit du Doron, et enleva la couche de graviers et de débris schisteux qui couvrait entièrement les sources thermales.

Le docteur Hybord, émerveillé de leurs vertus curatives, prit l'initiative d'une souscription pour entreprendre les premiers travaux de captage, puis, avec le concours de personnes dévouées, il constitua, le 20 septembre 1819, une société au capital de 30,000 fr., divisé en 60 actions, qui fut augmenté plus tard de 4 actions prises par S. M. Victor-

Emmanuel et de 14 souscrites par la province. Cette société fit exécuter les travaux les plus urgents pour mettre la source à l'abri de nouvelles inondations ; on construisit un bassin impénétrable pour contenir les eaux, et on éleva un pavillon en charpente, offrant une salle d'attente autour du bassin, et 18 cabinets de bains ou de douches tout autour de ce dernier.

Ce modeste établissement provisoire devait devenir bientôt insuffisant, et la société, qui ne disposait pas de ressources assez considérables, céda les eaux à la province de Tarentaise par acte du 20 juin 1833.

L'administration provinciale transporta dans la plaine l'établissement dont nous avons donné la consistance au commencement de ce paragraphe, et qui, ouvert en 1840, d'après les plans de l'ingénieur Melano, a subsisté jusqu'à ce jour. En 1843, il fut loué à M. Moret, qui céda bientôt son bail à M. le docteur Fauchey-Decorvey. Ce dernier fit marcher les eaux jusqu'en 1847, époque à laquelle la province dut en reprendre possession et l'administration, qu'elle confia plus tard, le 28 février 1850, au docteur Laissus père, pour une durée de 15-29 ans. A partir de l'année 1865 la ville de Moûtiers, devenue propriétaire des eaux de Brides, reprit l'administration de l'établissement, auquel elle fit d'importants travaux de réparations.

Nous avons déjà dit que la compagnie de la Tarentaise en est maintenant propriétaire, et qu'il est probable qu'elle saura tirer un parti avantageux pour les intérêts du pays des richesses hydrologiques de la contrée.

Indépendamment des salles de bains, de douches, etc , l'établissement de Brides renferme un casino comprenant salle de bal, de jeux, de lecture, un bureau télégraphique et quelques logements. Les baigneurs trouvent à Brides même quelques hôtels bien tenus et des maisons particulières suffisamment confortables.

Les eaux de Brides, salines sulfatées, surgissent à travers les fissures d'un schiste quartzeux magnésien, en dégageant une notable quantité de gaz acide carbonique.

Elles sont limpides, douces au toucher, d'une saveur légèrement amère et styptique.

Leurs principes minéralisateurs s'élèvent à près de 7 grammes. On y rencontre le sulfate de chaux, celui de soude, celui de magnésie.

ANALYSE DES EAUX DE BRIDES

Un litre d'eau thermale de la Perrière dite de Brides a présenté la composition suivante :

Gaz acide carbonique.	quantité ind.
Gaz acide sulfurique.	traces douteuses.
Chlorure de sodium	1,780
— de magnésie.	0.195
Sulfate de chaux	2,050
— de soude	2,450
— de magnésie.	0,285
Carbonate de chaux. . . . . ⎫	
Oxyde de fer. . . . . ⎬	0,043
Silice. . . . . ⎫	
Matière organique. . . . . ⎬	0,030
Eau, compris les gaz sus-énoncés.	993,167
Total.	1,000,000

(Abbene, Turin 1852).

À l'encontre des eaux de Salins, le chlorure de sodium n'y entre que dans la proportion de 1 gramme 222. Elles ont été analysées par MM. Pétrequin, Socquet, Gobley, Calloud, etc. Par leurs propriétés, purgatives et reconstitutives à la fois, les eaux de Brides peuvent être, dit le docteur Laissus, opposées avantageusement à celles de Pullna, et égalent au moins celles de Hombourg et de Kissingen.

Leur action se fait sentir dans les engorgements et obstructions du foie à la manière des eaux de Carlsbad, dans la pléthore abdominale, dans les maladies chroniques des organes digestifs, dans les dyspepsies flatulentes, les états atoniques, suites de maladies anciennes, etc., etc.

Ce que nous avons dit des excursions que l'on peut faire à Salins s'applique également aux eaux de Brides.

Le capital créé par l'exploitation industrielle de ces deux sources ne saurait être de moins de 150,000 fr.

ÉVIAN [1]

Un publiciste de la Savoie a donné récemment au public un joli petit guide que tout le monde connaît, et qui est divisé en trois parties : *Evian pittoresque*, *Evian ther--mal* et *Evian médical*. Nous lui demanderons la permission, tout en lui faisant quelques emprunts relativement à la première et à la deuxième partie, de compléter son guide par une quatrième partie, que nous appellerons, en nous plaçant à notre point de vue spécial, *Evian industriel*.

Evian, petite ville de 2,400 âmes, est situé au bord du lac Léman ou lac de Genève, dans une des situations les plus charmantes que l'on puisse trouver. La ville proprement dite, qui ne se compose d'ailleurs que d'une longue rue, est séparée du lac par un quai construit depuis l'annexion à la France.

L'époque de la fondation d'Evian est inconnue, mais on sait que le pays, qui avait été occupé par les Allobroges, tomba sous la domination des Romains. Quelques auteurs font dériver le mot *Evian* du latin *Aquianum*. L'abondance et le caractère des eaux qui arrosent

---

[1] Haute-Savoie, arrondissement de Thonon, chef-lieu de canton, 2,400 habitants, poste, télégraphe, 675 kilomètres de Paris. Trajet en 16 heures. Voie ferrée de Paris à Genève. Bateaux à vapeur pour Evian.

le pays semblent justifier cette étymologie, qui a contre elle l'absence complète des ruines que l'on a trouvées jusqu'à présent dans les thermes romains, qui s'attachaient de préférence aux eaux chaudes.

Pour rencontrer la date de la véritable découverte de l'efficacité des eaux d'Evian il faut remonter, dit M. Besançon, à l'année 1769.

A cette époque, dit-il, « un gentilhomme de l'Auvergne, M. de Lessert, âgé de 60 ans, souffrant d'une gravelle opiniâtre et de coliques néphrétiques, prenait les eaux d'Amphion. Il choisissait Evian comme but fréquent de ses promenades. Un jour, voyant puiser de l'eau à une petite fontaine jaillissant sous la clôture du jardin Cachat, il goûta de cette eau, et la trouvant fraîche, limpide et douce, il en but chaque fois qu'il vint à Evian. Au bout de quelques jours, il s'aperçut d'une amélioration notable dans son état. Il l'attribua à l'eau de la source Cachat.

« Il ne se trompait pas. Car, ayant repris les eaux d'Amphion, il eut une rechute, de laquelle il fut retiré par l'usage réitéré de l'eau de la source de Cachat.

« M. de Lessert, enchanté de ce résultat, en fit part au docteur Tissot, de Lausanne, qui fit analyser l'eau de Cachat par le chimiste Tilleman, lequel y reconnut un principe alcalin.

« Le docteur Tissot, puis les docteurs Buttini (de Genève) et Petit (de Lyon), commencèrent à recommander l'eau d'Evian et à y envoyer leurs malades. »

Après Tilleman ce fut Tingry, professeur de chimie à l'académie de Genève, qui fit le premier l'analyse de l'eau d'Evian. En 1824, Peschier revit le travail lu par Tingry, le 24 avril 1808, et lui donna son approbation. M. Barruel, chimiste de Paris, fut appelé, en 1844, à faire une nouvelle étude de l'eau minérale d'Evian. Ses opérations confirmèrent les résultats obtenus par les précédentes. En

1851, des analyses furent faites par l'Ecole des mines de
Paris, et, en 1860, M. P. Morin opéra plus spécialement
sur les eaux de la source Guillot. Enfin, pour terminer
cette nomenclature des travaux chimiques sur les eaux
d'Evian, disons qu'un travail d'ensemble a été fait, en
1869, par M. J. Brun, chimiste de Genève, sur toutes les
sources.

NOMS DES SUBTANCES Par litre.	Source BONNEVIE En vol. cm. c.	En poids	Source MONTMASSON En vol. cm. c.	En poids	Source GUILLOT En vol. cm. c.	En poids	Source VIGNIER En vol. cm. c.	En poids	Source CACHAT En vol. cm. c.	En poids
Gaz Oxygène	6.6	0.00946	6.4	0.00917	5.85	0.0382	5.2	0.00745	5.5	0.00788
» Azote	19.6	0.02456	19.2	0.02409	23.51		15.51	0.01947	1.65	0.0200
Acide carbonique libre		0.03672		0.08569		0.0253		0.04753		0.03538
Bicarbonate de potasse		0.00372		0.00316		0.0062		0.0031		0.00388
» de soude.		0.0134		0.00866		0.0194		0.00968		0.01401
» d'ammoniaque		0.00024		0.00021		0.0006		0.00026		0.00026
» de protoxyde de fer . .		0.0028		0.00208		0.0033		0.0044		0.00282
» de chaux.		0.27878		0.26897		0.1256		0.2518		0.27797
» de magnésie		0.12279		0.10582		0.2439		0.1197		0.1064
Chlorure de sodium.		0.00244		0.00164		0.0037		0.00131		0.00104
Acétate de chaux.		0.00386		0.00661		0.01		0.00668		0.00577
Sulfate de magnésie		0.00283		0.00646		0.0068		0.00805		0.0081
Alumine.		0.0036		0.00349		0.0027		0.0048		0.002
Silice.		0.01312		0.01037		0.008		0.0097		0.01002
Phosphate de soude.		Traces		0.00093		Point		Traces		0.0006
Glairine.		0.0152		0.0196		0.035		0.0186		0.0146
Total des éléments. . .	gram.	0.53352	gram.	0.53655	gram.	0.5237	gram.	0.50553	gram.	0.51083
Résidu à 110° cent	gram.	0.3097	gram.	0.3049	gram.	0.3170	gram.	0.2972	gram.	0.3030

Nouvelles Sources et

78

Les établissements d'Evian sont au nombre de deux :
celui de Cachat et celui de Bonnevie. Ils prennent chacun
leur nom de l'une des sources qui servent à leur alimen-
tation.

Ils appartiennent à la société anonyme des eaux de Cachat. La plus grande partie des actions est entre les mains
de capitalistes ou de propriétaires de Genève.

Avant d'aller plus loin, voyons le développement qu'ils
ont successivement pris.

Tout ce qui ne progresse pas, dit M. Besançon, péri-
clite, et, dans un laps de temps plus ou moins éloigné,
finit par périr. Les eaux d'Evian n'ont pas fait exception à
cette règle, et nous voyons que cette station thermale,
dont la prospérité actuelle est incontestée, a un avenir
des plus brillants. Au point de vue de l'exploitation industrielle, il prend rang immédiatement après Aix-les-Bains.

Grillet, dans son *Dictionnaire de la Savoie*, fait mention des eaux d'Amphion et de Grande-Rive, mais il ne parle
en aucune façon d'Evian comme établissement thermal.
Ce fut M. Fauconnet, habitant de Genève, qui sollicita et
obtint en 1825 du roi Charles-Félix les lettres patentes nécessaires pour acquérir la source d'Evian et fonder une
société pour leur exploitation.

En 1843, après la liquidation de la première société,
l'établissement de Cachat fut acquis par sept propriétaires, qui fondèrent la société anonyme des eaux minérales d'Evian-les-Bains. Il ne se composait, à cette époque,
que des bâtiments qui entouraient la terrasse du bas, du
terrain sur lequel est construit l'hôtel et de la source
Cachat.

On donnait alors 2,000 bains ou douches par saison, la
vente de l'eau n'était que de 7,000 litres par an, et la buvette n'avait que 90 abonnés.

En 1852, le docteur Davet publiait l'histoire et la description des sources minérales d'Evian, et, en 1854, le docteur Dupraz embrassait dans son ouvrage les sources alcalines d'Evian et les sources ferrugineuses d'Amphion et de Grande-Rive.

En 1855, les eaux d'Evian furent envoyées à l'Exposition universelle de Paris. M. Calloud, dans son rapport lu à la Société de médecine de Chambéry, disait que les échantillons de l'eau alcaline d'Evian, minéralisés par les bicarbonates sodique, kalique, calcique et magnésien, avaient été envoyés, ainsi que ceux de la source d'Evian, par M. le docteur des Rieux. Il ajoutait que leur réputation était faite, depuis plus de 60 ans, comme anticalculeuses et apéritives, qu'elles avaient eu l'appui des hommes de l'art les plus expérimentés, et que, de plus, la faveur singulière de sourdre sur les bords enchanteurs du lac Léman, dans un des plus beaux sites de l'Europe, les faisait particulièrement rechercher des voyageurs et des malades.

En 1858, à l'occasion de l'envoi qui fut fait de la riche collection des eaux minérales de la Savoie à l'Exposition de Turin, on faisait remarquer l'analogie qui existait entre l'eau d'Evian et l'eau de Contrexeville.

La marche ascendante de l'établissement nécessita, en 1858, la construction de l'hôtel d'en haut et l'achat de la source Guillot pour subvenir à l'insuffisance de la source Cachat. On construisit un réservoir contenant 45,000 litres d'eau. En 1867, la société acheta l'établissement de Bonnevie, et songea à d'autres agrandissements, car le succès d'Evian était complet.

Pendant la période quinquennale de 1860 à 1864, on avait donné en moyenne 7,800 bains ou douches chaque année, le nombre des abonnés à la buvette était de 354, et la vente de l'eau pour l'exportation avait été de 21,500 litres. En 1860, la liste publiée par les soins de la municipalité accusait 1,900 étrangers.

En 1868, il y en avait 3,000. Le nombre des bains et douches était de 14,000, celui des abonnés à la buvette de 600, et la quantité d'eau exportée de 80,000 litres environ. Avec un pareil accroissement de consommation, on pouvait craindre de manquer d'eau, et on dut rechercher immédiatement le moyen d'augmenter la production. On fit des recherches qui amenèrent la découverte de plusieurs filets qui, réunis sous le nom de Nouvelles Sources, donnèrent un débit de 30 litres à la minute, ou 43,200 litres en 24 heures. On construisit un nouveau réservoir de la capacité de 30,000 litres. On s'occupa en même temps de l'installation de douches sur une grande échelle. La quantité d'eau pour ce nouveau service n'étant pas encore suffisante, on acheta la source Montmasson, et on construisit un nouveau réservoir de la contenance de 120,000 litres.

Les deux nouvelles salles de douches, qui avaient été installées sous la direction de l'habile ingénieur des mines de Paris, M. François, ont été ouvertes au mois de juillet 1871.

Actuellement, la société d'Evian possède 6 sources, qui, suivant le jaugeage fait en 1874 par le service des mines, ne donnent pas moins de 205 litres à la minute, soit pour 24 heures 295,200 litres. On peut ajouter à cette quantité les Nouvelles Sources, qui, au débit moyen de 30 litres à la minute, porteraient l'ensemble de la production actuelle à 338,400 litres par jour.

Les 6 sources dont il est fait mention dans la brochure de M. Brun sont celles de Cachat, Vignier, les Nouvelles Sources, Bonnevie, Montmasson et Guillot.

La source de Cachat a été la première utilisée.

Elle fut analysée successivement par Tingry en 1807, Peschier en 1824, et par Barruel en 1844. C'est elle aussi qui a le plus contribué à la juste réputation d'Evian. Elle

6

est bien aérée, légère et très-agréable à boire. Son bon goût et sa fraîcheur la font rechercher. Son débit est de 8 litres à la minute, sa pesanteur spécifique de 1,0008 et sa température de 11° 8 centigrades.

La source Vignier doit son nom au président du conseil d'administration de la société des eaux d'Evian, qui l'a découverte à la suite des fouilles qu'il a dirigées en 1869.

Elle est très-ferrugineuse, sa température est de 12° 3 centigrades, sa pesanteur spécifique de 1,003. Son débit est de 5 litres par minute. Malgré sa grande richesse en fer et en alumine, elle est parfaitement limpide et agréable au goût. Elle n'a pas, comme l'eau ferrugineuse d'Amphion, l'inconvénient de laisser à l'air son fer et son alumine se séparer. Elle ne se trouble donc pas et reste limpide, même après plusieurs mois d'embouteillage, et peut servir avantageusement pour l'exportation.

Les Nouvelles Sources sont dans des conditions identiques avec les autres, mais la quantité de filets* d'eau qui contribue à les former rendrait une analyse difficile et même sans intérêt. Leur débit est de 30 litres par minute.

La source Bonnevie a été mise en lumière grâce aux analyses qui en furent faites, en 1851, à l'école des mines de Paris, puis par M. Cahours en 1858. Sa température est de 9° centigrades, sa pesanteur spécifique de 1,0007 et son débit 20 litres par minute.

La source Montmasson est la plus belle et la plus abondante de toutes celles du groupe d'Evian. Son eau s'élance limpide, fraîche et si abondante, qu'elle apparaît comme un ruisseau sortant du sein de la terre, et le courant est tel qu'il entraîne mécaniquement des fragments sablonneux.

Son débit, qui, en 1869, n'était que de 66 litres, s'est élevé, par un nouveau captage intelligemment opéré, à 120 litres par minute, soit 172,800 litres en 24 heures.

Sa température est de 11° 7 centigrades, et sa pesanteur spécifique de 1,0008.

L'analyse de la source Guillot, la dernière de celles qui alimentent l'établissement thermal, a été faite, en 1860, par M. P. Morin. Son débit est de 52 litres à la minute, sa température de 10° 9 centigrades, sa pesanteur spécifique de 1,0004.

Les eaux alcalines ne sont pas les seules qu'on trouve à Evian. A quelques minutes du port, on trouve deux sources ferrugineuses, celles de Tivoli et de Petite-Rive. Elles sont toutes deux très-limpides, gazeuses, agréables à boire, bien qu'ayant un goût franchement atramentaire. Leur température est de 13° 8 et de 12° 2 centigrades. Leur débit n'est point indiqué.

Employées à hautes doses, soit en boissons, bains, douches et lotions, les eaux d'Evian sont d'une efficacité bien reconnue dans les maladies des voies urinaires, les affections des voies digestives, les affections chroniques du foie et de l'appareil biliaire, l'engorgement de la rate, les maladies de l'âge critique, la goutte, les maladies de peau, les scrofules, etc.

Prises à petites doses, ces eaux, par l'absence complète de sulfate de chaux, se recommandent comme type des eaux potables; elles facilitent la digestion, et n'ont point l'inconvénient de fatiguer l'estomac comme les eaux de soude factice.

Elles se conservent indéfiniment, et peuvent se transporter à de grandes distances sans subir aucune altération.

Les eaux d'Evian, par leur légèreté, réussissent dans beaucoup de cas où les eaux de Vichy, beaucoup plus chargées de principes minéralisateurs, ont échoué.

Voyons maintenant quels sont les moyens que possède l'établissement d'Evian pour l'utilisation de ces richesses.

Le matériel industriel se compose de 47 baignoires, 2 salles de douches, des salles de bains de vapeur et de fumigation, des salles pour traitement hydrothérapique avec ou sans aromates, etc.

Le nombre des bains, douches, etc. donnés en 1874 s'est élevé au chiffre de 13,500, qui ont produit 27,000 fr.

Le personnel employé pour produire cette somme a été de 15 personnes des deux sexes, dont une partie appartient à l'hôtel de la société, et qui ont touché la somme de 6,000 fr.

Le nombre des abonnés à la buvette a été à peu près de 1,000.

Mais là ne s'est point bornée l'exploitation industrielle des eaux d'Evian.

Leur exportation constitue une des principales ressources de l'établissement.

Ainsi, en 1874, on a expédié d'une part 54,726 bouteilles, ne faisant pas moins de 912 caisses (1), et 31,324 bonbonnes, contenues dans 1,044 caisses, le tout d'une valeur de 50,000 fr. (2). En 1875, on a vendu 100,000 litres.

Le nom de chaque source est indiqué sur la capsule de plomb qui entoure le goulot et le bouchon, et, dans sa partie inférieure, marqué à feu du cachet de la société.

La ville d'Evian, assise sur une gracieuse colline, baignée par les eaux du lac et située au centre d'une contrée douée d'une végétation luxuriante, se recommande aux baigneurs, qui peuvent y faire un délicieux séjour.

On y trouve 12 hôtels et 40 pensions qui offrent à tous un confortable que l'on ne rencontre pas toujours ailleurs.

(1) Les caisses sont de 60 bouteilles ou de 30 bonbonnes.
(2) L'embouteillage emploie 4 hommes ; la fabrication des caisses, un ouvrier.

Ces 52 maisons ont donné l'hospitalité à 3,100 baigneurs, qui ont laissé dans le pays une somme que nous avons évaluée, d'après les calculs les plus exacts, à 603,100 fr. L'argent laissé également dans le pays à divers titres, par les baigneurs et les visiteurs, pour promenades, distractions, achats, soins médicaux et pharmaceutiques, doit être évalué, au minimum, à 307,900 fr.

On peut donc calculer que l'exploitation des sources d'Evian crée tous les ans, au profit du pays, un capital qui n'est pas moindre de 986,800 fr.

La partie médicale est confiée à un médecin inspecteur. Il y a, en outre, cinq autres docteurs, qui se partagent les soins à donner à la clientèle qui fréquente Evian.

Les environs de cette ville, couverts de bois de châtaigniers, la dent d'Oche, les ruines des châteaux des Allinges et de Larringes, le lac de Genève avec les excursions que l'on peut faire à Chillon, Montreux, Vevey, Lausanne, etc., les plaisirs de la pêche, sont autant de sujets de distractions et d'agréments pour le baigneur comme pour le simple touriste.

Nous ne pouvons quitter Evian sans parler d'Amphion et de ses deux sources.

Amphion dépend de la commune de Publier, canton d'E- vian, arrondissement de Thonon.

Au temps jadis, dit-on, les eaux de cette station étaient déjà très courues, car en 1697 R^d Bernard, gardien des capucins d'Evian, consignait dans son *Mercure aquatique* les cures merveilleuses qu'elles opéraient.

On les appelait les *Eaux d'Evian;* la localité ne portait pas encore le nom d'Amphion, mais elle était désignée sous le nom de Châtagneriaz.

Amphion était fréquenté aux XVIIe et XVIIIe siècles par les princes de la maison de Savoie, dont la cour attirait tout le grand monde des environs; quand les ducs de Savoie et les rois de Sardaigne venaient lui demander la santé, ils séjournaient à Evian.

L'établissement thermal, qui est peu important d'ailleurs, est situé entre la route nationale de Thonon à Genève et le lac Léman.

Le parc, où se trouve la première source (ferrugineuse), a une longueur d'un kilomètre ; il renferme terrasse, débarcadère, jardin anglais planté d'arbres et de bosquets.

Le débit de cette source est de 150 litres à la minute ou de 226,000 litres en 24 heures. Sa température est de 8 degrés centigrades. L'analyse en a été faite d'abord par M. Tingry, de Genéve, et puis, en 1862, par M. Gaultier de Claubry. L'aménagement et le captage ont été bien faits pour des bains et une buvette.

A côté de la source ferrugineuse se trouve une source alcaline, donnant en moyenne 10 litres d'eau à la minute ou 14,400 litres en 24 heures. Sa température est de 12° centigrades. Elle a été découverte en 1862, et l'analyse en a été faite également par M. Gaultier de Claubry.

L'établissement contient, indépendamment de l'hôtel, 25 baignoires et des buvettes.

La faible minéralisation des eaux d'Amphion ne leur permettra pas de supporter la concurrence de leurs voisines d'Evian, dont elles ne seront en quelque sorte qu'une succursale.

MARLIOZ

Petit hameau situé à 2 kilomètres d'Aix-les-Bains (1), en face de la délicieuse colline de Tresserve. Entièrement détruit dans la nuit du 2 au 3 février 1861, il a été reconstruit sur le même emplacement.

Les sources sulfureuses froides, alcalines, iodurées et bromurées de Marlioz sourdent dans l'ancienne propriété de M. le colonel Chevillard, qui eut l'honneur, dit M. Bonjean, d'y recevoir en 1813 la reine Hortense. Elles appartiennent aujourd'hui à M. Billet (Barthélemy), qui les afferme à M. Mollet, sous l'administration duquel l'établissement a subi de notables améliorations. Connues depuis fort longtemps des habitants du pays, les sources de Marlioz avaient déjà, sur une analyse de M. Bonjean, en 1838, fixé l'attention des médecins.

Mais elles ne furent réellement utilisées au point de vue industriel qu'à partir de 1850, époque à laquelle eut lieu le premier captage de la source, fait par MM. Georges de Saint-Quentin et Regaud. Il n'y avait alors qu'une buvette.

L'établissement de Marlioz prit peu à peu le développement que devait lui assurer la riche minéralisation de ses eaux. En 1857, on découvrait une nouvelle source, à

(1) Voir ces mots page 17.

laquelle l'intendant Dupraz, alors commissaire royal près de l'établissement thermal d'Aix, proposait, de concert avec l'intendant général M. Magenta, de donner le nom de *source Bonjean,* en l'honneur des travaux remarquables de ce chimiste.

M. Pétrequin avait le premier appelé l'attention des médecins d'Aix sur l'utilité des inhalations froides gazeuses de Marlioz, plus riches en soufre que celles d'Allevard, Pierrefonds, etc.

Dès la même année que celle de la découverte de la source Bonjean, sur la demande qui lui en fut faite par le corps médical, M. Billet s'empressa de créer une première salle d'inhalation.

Le succès de cette innovation dépassa toutes les espérances, et amena bientôt à Marlioz une affluence de malades telle, qu'au bout de trois ans cet établissement ne suffisait plus à leurs besoins.

La commission médicale d'Aix exprima donc le vœu de voir s'élever un bâtiment plus grandiose et plus complet. Le propriétaire n'hésita pas à s'imposer de nouveaux sacrifices dans l'intérêt de son pays, et, avec un patriotisme et un jugement qui l'honorent, il prit immédiatement des mesures pour la réalisation de ce projet.

Deux ans après, l'édifice était achevé. Cette magnifique construction, où tout était nouveau, était due à la collaboration de deux praticiens distingués à divers titres, M. J. François, ingénieur en chef des mines de Paris, et M. Pellegrini, architecte de la ville de Chambéry.

Le 23 juin 1861, une commission d'ingénieurs et de médecins se rendait à Marlioz pour constater que la station thermale d'Aix-les-Bains venait de s'enrichir d'un nouvel agent thérapeutique qui ne manquerait pas, par son fonctionnement, de lui donner une nouvelle importance.

Le 3 août suivant, l'établissement était inauguré solennellement en présence du préfet de la Savoie, M. Dieu, qui, dans un remarquable discours, rendait un éclatant hommage à tous ceux qui avaient si puissamment contribué à créer une nouvelle source de richesse dans le pays.

L'établissement thermal se compose de deux bâtiments distincts. Dans le premier, qui est assis sur le flanc du coteau, près des sources qui l'alimentent, se voit au centre un grand vestibule, où se trouve la buvette, qui est appropriée de façon à fournir l'eau sulfureuse sodique sans altération, soit à la température normale (14° centigrades), soit à telle température que précise l'indication médicale. Dans ce dernier cas, l'eau minérale est chauffée, sans aucune altération de ses principes minéralisateurs natifs.

De chaque côté de ce vestibule s'ouvrent deux salles d'inhalation, installées dans des conditions de confortable et de perfection remarquables, et où les malades peuvent s'occuper tout en respirant l'air ambiant chargé de vapeurs sulfureuses.

Derrière la buvette se trouve la salle des douches de la gorge et de la face, ainsi que le cabinet du médecin. Les divers appareils des douches ont tous été construits d'après les principes les plus nouveaux et les plus sérieux. Les douches sont données soit en jets directs ou en gouttelettes, agissant sous une pression qui varie de 1 à 5 atmosphères, et à la température précisée par la pratique médicale.

Dans un autre corps de bâtiment, qui est presque sur le même alignement que le bâtiment principal, se trouvent les cabinets de bains et de grandes douches, que l'on peut prendre également à Marlioz.

Les sources sont au nombre de trois : 1° la *source d'Esculape*, servant à la boisson et aux bains. Elle marque 30° sulfhydrométriques. Elle est quatre fois plus forte que les Eaux-Bonnes, Cauterets, Baréges, Saint-Sauveur. L'eau arrive dans un immense bassin hermétiquement fermé, qui contient 20,000 litres. Son débit est de 8,600 litres par 24 heures; sa température est de 14° centigrades; 2° la *source Adélaïde*. Placée au nord, à 50 mètres de la première, elle est plus sulfureuse qu'elle; 3° la *source Bonjean*, située au midi, à 80 mètres environ des salles d'inhalation qu'elle alimente. Sa sulfuration est égale à celle de la source Adélaïde.

Elle sourd de bas en haut par le seul fait de la pression naturelle. L'eau arrive dans un bassin en forme de tourelle, de 6 mètres de profondeur, contenant 20,000 litres d'eau.

Le débit des trois sources est de 36 litres par minute ou 51,840 litres en 24 heures.

La consistance actuelle de l'établissement thermal de Marlioz se compose de 3 salles d'inhalation, dont 2 froides et 1 de vapeur, 7 douches pharyngiennes, nasales, auriculaires et faciales, 1 douche ascendante, 1 douche de siége, 3 appareils de douches vaginales, 1 douche générale hydrothérapique froide de 14 baignoires.

Les eaux de Marlioz sont donc administrées sous toutes les formes. Prises en boisson, elles ont pour effet primitif de fortifier l'estomac et d'augmenter l'activité de ses fonctions, et pour effet secondaire, en passant dans le torrent de la circulation, d'agir diversement, suivant la manière dont on les boit et la quantité qu'on en prend.

L'expérience leur a reconnu une grande efficacité dans les affections suivantes :

1° Affections catarrhales des poumons et de la vessie;

2° Maladies de la peau;

3° Engorgement chronique des glandes, viscères et articulations;

4° Maladies générales, cachexie, rachitisme, rhumatisme, **goutte**, etc ;

5° Gravelle ou maladie de la pierre;

6° Affections chroniques de l'utérus, leuchorrée et pâles couleurs;

7° Affections syphilitiques anciennes et constitutionnelles;

8° Maladies des yeux, vieux ulcères avec carie des os, et en général toutes les maladies du système lymphatique;

9° Affections des voies respiratoires.

Les eaux de Marlioz ont été pendant longtemps considérées comme une annexe obligée des eaux d'Aix. En effet, dit M. Bonjean, « les eaux d'Aix et de Marlioz ont entre elles une telle connexité que leur histoire chimique et médicale est désormais liée d'une manière intime. Si les premières sont sans rivales pour leur volume, si elles jouissent d'une température exceptionnellement appropriée aux bains, aux douches, etc., elles avaient à redouter l'influence des eaux étrangères plus riches en soufre; mais la nature prévoyante avait réservé à ces thermes un moyen puissant de se garantir d'une aussi redoutable concurrence. Ce moyen réside dans l'annexe, importante pour Aix, des sources de Marlioz, plus sulfureuses que celles des Pyrénées et autres si justement réputées, qui, malgré l'éloignement, la position et le climat peu favorable de la plupart d'entre elles, n'attirent pas moins chaque année une affluence considérable de baigneurs; en outre, de plus que ces dernières, les eaux de Marlioz contiennent de l'iode et du brome, dont on connaît les vertus dépuratives, cicatrisantes et fondantes, et le principe sulfureux s'y trouve en grande partie combiné à une base alcaline, ce qui permet de les transporter au loin sans dommage pour leurs principes essentiels. »

ANALYSE DES EAUX DE MARLIOZ

Température. .	11°
Carbonate de chaux.	0.1912
— de magnésie.	0.0011
	0.1923

Soufre.	0.0161	Sulfhydrate de sodium .	0.0285
Acide sulfurique.	0.2206	Sulfate.	0.2631
Chlore.	0.0478	Iodure.	0.0015
Iode.	0.0013	Sulfate de chaux. . . .	0.0605
Sodium.	0.0957	Chlorure de magnésium.	0.0040
Magnésium.	0.0162	Silice.	0.0260
Calcium.	0.0178	Alumine.	0.0024
Silice.	0.0260		
Alumine.	0.0024	Total par litre. . . .	0.4460
	4.439	Total par litre.	0.6383

(Analyse Wilm. 1878.)

Cependant elles peuvent et doivent avoir, à certains égards, une vie propre, une exploitation personnelle, qui ne sauraient les laisser dans la dépendance absolue de leur sœur aînée.

Au point de vue de l'exportation de ses eaux, Marlioz n'a pas pris encore tout le développement auquel lui donnent un droit incontestable les qualités remarquables dont il jouit et l'abondance de son débit.

Limitée jusqu'à présent à un chiffre peu élevé de bouteilles, qui se consomment en majorité à Aix, on doit espérer que cette quantité s'augmentera rapidement. La constitution chimique de l'eau lui permet, ainsi que nous l'avons dit plus haut, d'être transportée à de grandes distances, et les malades qui en ont ressenti de si précieux effets pourraient facilement continuer leur cure chez eux en s'approvisionnant de cette eau salutaire.

La statistique des opérations thermales qui s'effectuent
à Marlioz donne les résultats suivants pour l'année 1875 :

Inhalations	8.500
Douches pharingiennes	2.000
Bains d'eau minérale pure ou mitigée . . .	2.100
Douches d'injections	750
Douches écossaises	500
Total.	13.850

Buvette (nombre de verres d'eau)	18.000
Exportation (nombre de bouteilles)	2.500

Le capital créé par l'établissement de Marlioz et ses
annexes peut être estimé à la somme de 45,000 francs.

Le parc de Marlioz est un lieu charmant de promenade
et de réunion. De grands arbres, de verts bosquets, de
l'eau jaillissante, lui donnent pendant la chaleur du jour
un ombrage et une fraîcheur délicieux.

Un petit café-buvette, une gymnastique couverte et une
autre en plein air permettent aux enfants et aux grandes
personnes même de joindre l'exercice musculaire au traitement hydrothérapique ou thermal.

Ajoutons, enfin, qu'un magnifique chalet, auquel est
annexé un excellent restaurant, est établi au milieu du
parc, dans une situation ravissante.

Les facilités sont grandes pour se rendre à Marlioz, puisque des omnibus partent toutes les demi-heures d'Aix et
vice-versâ.

SAINT-GERVAIS [1]

Sur la route qui serpente dans la vallée de l'Arve en partant de Genève, et à 56 kilomètres de cette ville, il est une étape bien connue des malades et des touristes. Au point où, d'un bond, cette route, quittant la direction du S.-E., se retourne vers le N.-E. pour suivre la voie que lui trace l'Arve sur les flancs du Mont-Blanc jusqu'à Chamonix, s'ouvre un gracieux et frais vallon, ayant pour vestibule un chalet-casino et une tour hexagone, invitant le voyageur à suivre, à travers un bosquet et un parc, une avenue qui conduit aux bains de Saint-Gervais.

L'établissement est situé dans un site pittoresque, à l'endroit où le vallon se referme par une cascade dont le bruit imposant rompt le calme général de la nature, en ajoutant un charme de plus à l'austérité de cette majestueuse thébaïde, vaste enceinte aux bords escarpés, mais couverts d'une végétation grandiose.

Au-dessus d'une falaise de 223 mètres s'étale gracieusement, assis sur une esplanade, le village de Saint-Gervais, à l'embourchure de la pittoresque vallée de Montjoie,

(1) Haute-Savoie, arrondissement de Bonneville, chef-lieu de canton, 1,850 habitants, poste, télégraphe, 676 kilomètres de Paris. Chemin de fer P.-L.-M. de Paris à Genève, 14 heures ; à Saint-Gervais, diligences, 6 heures. Altitude, 633 mètres.

archipel de cascades, dessiné par le torrent du Bonnant, déversoir des glaciers S.-O. du Mont-Blanc et affluent de l'Arve.

La fée tutélaire qui présida à la naissance de Saint-Gervais dota sa filleule de contrastes qui rehaussent le charme de ses libéralités.

Au village, la vie, l'animation pour le touriste ; aux bains, le calme, le repos et l'isolement pour le malade.

Du village on voit se dérouler un vaste panorama, où l'œil se promène avec enchantement, allant des gracieuses vallées et des coteaux verdoyants aux cimes grandioses des Alpes, aux glaciers de neiges éternelles dont se pare le Mont-Blanc pour dissimuler la profondeur de ses abîmes.

Combien apparaît petite alors à chacun la nature humaine, avec sa chétive individualité, au milieu de ces majestueux tableaux d'une nature tourmentée de sublimes détails. Mais, à l'établissement des bains, le cadre est plus restreint, c'est un tableau en miniature où chacun se retrouve plus facilement dans la contemplation de reliefs plus à sa portée.

Des dispositions bien entendues, et s'harmonisant avec l'austérité du site, ont fait de l'établissement des bains une retraite choisie, où aiment à venir se reposer et se fortifier les malades, et à s'isoler un peu du tourbillon du monde les personnages de la politique et des affaires. Tout a été utilisé pour rendre agréables les dépendances de l'établissement, selon les convenances et les habitudes des baigneurs et des voyageurs, qui y trouvent, avec la cure thérapeutique des eaux sous toutes les formes, le logement, la table et des distractions de toute espèce.

Ceux auxquels ce système ne convient point, pour des convenances particulières ou de famille, ont le choix entre de nombreux hôtels étagés aux abords des dépendances des bains et dans le village de Saint-Gervais, hôtels en général bien tenus, et situés dans des sites à vues ravissantes.

Quelques personnes, trouvant trop sévère le style des constructions et le régime de l'établissement des bains, l'ont baptisé du nom de *Chartreuse* ou *Capucinière*. Suivant nous, ce reproche n'est pas fondé, et, partageant en cela l'avis et le jugement de certains personnages, nous estimons que M. de Mey, qui passera pour le vrai fondateur des bains de Saint-Gervais, s'est inspiré de l'austérité du site pour imprimer à son exploitation, par l'harmonie de l'art avec la nature, un caractère particulier et spécial qui le distingue des établissements similaires, et réserve à la clientèle des malades, à celle des gens de politique et d'affaires qui ont besoin de repos, un calme et un isolement relatif, que l'on est quelquefois très-étonné de trouver fort doux, en comparaison de la vie agitée de certaines stations thermales ou de bains de mer.

L'origine de la découverte de la source de Saint-Gervais paraît être tout à fait due au hasard. Nous la rapportons telle que la légende du pays nous a été racontée.

Vers 1802 ou 1803, un berger remarqua que son troupeau de moutons se dirigeait de préférence au fond d'une gorge profonde du massif du Mont-Blanc, alors très-boisée et couverte de broussailles, aux abords du torrent du Bonnant, pour brouter dans les mares à l'eau fumante. Instruit de cette remarque, un notaire de la localité, M. Gonthard, propriétaire du lieu, fit faire de cette eau une analyse, qui lui révéla la richesse de cette découverte et l'importance qu'elle pouvait avoir.

Il s'empressa d'acquérir les propriétés limitrophes, et fonda un établissement d'essai, qui se composait tout d'abord de 5 ou 6 baignoires et de quelques constructions légères.

Au moyen d'un peu de réclame il attira quelques malades, dont l'heureuse cure thérapeutique commença la réputation des eaux de Saint-Gervais.

Mais, soit manque de fonds, soit défaut d'aptitude administrative, à part quelques annexes successives réclamées par l'affluence des baigneurs, l'exploitation commencée en 1807 ne prit pas un grand développement et végéta pendant plusieurs années, jusqu'au moment où la richesse minérale des eaux ayant été révélée à un médecin distingué d'origine belge, M. de Mey, ce praticien fit l'acquisition, le 7 octobre 1838, de la propriété des eaux et de l'immeuble, moyennant une somme importante.

Sous l'administration habile et pratique du nouveau propriétaire, on vit bientôt s'élever, à la place de l'ancien bâtiment en bois, de nouvelles constructions en maçonnerie granitique, portant le cachet d'une distribution aussi artistique que sage et prévoyante, sur un plan horizontal bien conçu, où chacune des diverses et successives annexes ou améliorations trouva depuis sa place et son utilité. Ces constructions, en polygone régulier, forment une cour où sont étagés les appartements de la direction, 30 cabinets de bains, 3 salles de douches, un élégant pavillon recouvrant la buvette d'eau sulfureuse, une chapelle microscopique ornée de riches tableaux, de vastes salles à manger, dont une de 400 couverts.

Les deux ailes adjacentes en parallélogramme sont affectées au service du logement des baigneurs, et comprennent en outre un bureau télégraphique, une salle de conversation, une salle de réunion avec billard, journaux et cabinets de minéralogie et d'histoire naturelle.

En consacrant chaque année une somme importante aux améliorations et embellissements divers apportés dans l'ensemble des dépendances, M. de Mey a fait des bains de Saint-Gervais un établissement où se trouvent réunis

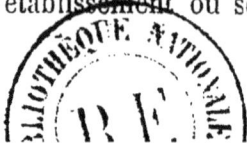

les divers agréments que recherche une société nombreuse
et choisie, et les ressources médicales qui rendent des
services signalés à l'humanité depuis 70 ans bientôt. Il
a réussi à le classer ainsi au nombre des plus beaux de
France. Un docteur médecin, praticien distingué, suivant
les observations et les traditions de son patron M. de Mey,
un savant aumônier, un personnel sagement recruté, con-
tribuent, chacun dans la mesure de ses moyens, à conserver à l'établissement la juste renommée qu'il s'est acquise
sous la direction de M. de Mey, mort en 1870 en laissant
sa fortune et son établissement à un de ses neveux, mi-
neur encore, et qui fait gérer les eaux de Saint-Gervais
par son précepteur, M. l'abbé Paradis.

Les sources qui alimentent l'établissement thermal de
Saint-Gervais sont au nombre de 4, savoir : *source du
Torrent, source Gonthard*, autrefois du *milieu*, et *source
de Mey*, autrefois d'*inhalation*. Elles sont toutes les trois
salines, sulfureuses, sulfatées, chlorurées, sulfhydratées.
Leur température est de 40°, 41° et 44° centigrades ; leur
débit est de 6 litres, 100 litres et 20 litres par minute,
soit 8,640 litres, 144,000 litres et 28,800 litres par 24
heures, ou en totalité de 181,440 litres par 24 heures.

La quatrième source, dite *ferrugineuse*, a 20° centigrades de température. Son débit est intermittent, suivant
le plus ou moins d'élévation dans le réservoir de la source
Gonthard, à 2 mètres de laquelle elle se trouve dans la cour
des bains.

Leur analyse a été faite par MM. Bourne-Grange, qui y a
reconnu l'iode, et Ch. Calloud, qui y a découvert l'arsenic.

ANALYSE DES EAUX DE SAINT-GERVAIS

Pour mille grammes d'eau.

	Source pour la boisson	Source du milieu	Source du torrent	Source ferrugineuse
Température.	39°	42°	3°°	20°
Sulfure de calcium.	0.00420	0.00801	0.02385	»
Carbonate de chaux.	0.17333	»	»	0.17166
Bi-carbonate de chaux. . . .	0.23133	0.2300	0 21130	»
Sulfate de chaux.	0.84208	0.86000	0.05600	0.87156
Sulfate de soude.	»	»	0 08568	»
Carbonate de soude.	2.03492	2.00094	0.82162	1.97320
Sulfate de potasse.	0.06591	0.06213	»	0.08640
Chlorure de sodium	1.60337	1.66274	1.79456	1.97320
Chlorure de magnésium. . . .	0.11623	0.12267	0.12490	0.12486
Silice..	0.04155	0.01600	0.03700 ⎫	0.04000
Alumine..	0.00400	0.00400	0.00700 ⎭	
Oxyde de fer	»	»	»	0.00625
Total.	5.14488	4.99153	5.04627	5.24621
Acide sulfhydrique libre . . .	0.00081	0.00159	0.00316	»

(Bourne, 1849).

On peut consulter avec fruit les travaux qui ont été écrits sur les eaux de Saint-Gervais par MM. les docteurs Payen et Billout.

Les eaux de Saint-Gervais réunissent à la minéralisation des eaux salines celle des eaux sulfureuses, à un faible degré il est vrai.

Elles ont été envoyées à l'Exposition universelle de 1855 à Paris, et à celle de Turin en 1858, où elles ont fait l'objet de rapports très-avantageux.

On les emploie avec avantage dans toutes les affections ou maladies de la peau, dans lesquelles les eaux fortement sulfurées sont contre-indiquées, dans les affections catarrhales du larynx, des bronches, de l'estomac et des intestins, dans la plupart des affections rhumatismales et névralgiques ; enfin, elles servent à déceler et quelquefois à guérir *le ver solitaire*.

Les eaux de Saint-Gervais peuvent être employées dans tous les cas où les eaux de Carlsbad sont indiquées. Elles se prennent en bains, douches, boisson.

Le matériel industriel se compose, ainsi que nous l'avons dit, de 30 cabinets de bains dont l'installation ne laisse rien à désirer, 2 salles de douches pourvues des appareils complets d'hydrothérapie, 1 salle de douche spéciale de pulvérisation, 1 buvette de la source du Torrent (sulfureuse), recouverte d'un élégant pavillon pour mettre les buveurs à l'abri du mauvais temps, 1 autre buvette alimentée par les sources Gonthard et de Mey (salines), construite dans la cour des bains, au-dessus du point d'émergence de ces sources, enfin 2 immenses réservoirs, placés à l'étage supérieur de l'établissement, et qui sont destinés à emmagasiner l'eau qui doit alimenter les cabinets de bains et de douches.

On a donné, pendant l'année 1874, au moyen de cet outillage, 7,598 bains et 972 douches de différentes espèces.

L'établissement a reçu et logé, pendant la même période, 550 étrangers. On peut évaluer à 120 le nombre de ceux qui se sont répartis dans les divers hôtels ; en outre, 186 personnes, reconnues habiter le pays, ont été admises à prendre des bains et des douches moyennant une réduction de prix.

Le personnel employé à l'établissement, non compris le médecin inspecteur, l'aumônier et l'agent comptable, est de 63 personnes, qui se subdivisent de la manière suivante : 2 baigneurs et 2 baigneuses, 1 jeune fille pour la buvette, 8 lingères, 5 cuisiniers, 15 garçons de service, 12 femmes de chambre, 5 jardiniers, 12 ouvriers divers et 1 employé du télégraphe. Ce personnel se répartit une somme de 18,500 francs qui, ajoutée à celle de 3,600 francs allouée aux divers serviteurs des quatre hôtels de Saint-Gervais, verse tous les ans dans la population laborieuse du pays une somme de 22,100 francs pour 125 jours de travail effectif.

En procédant de la même façon que celle que nous avons employée pour les autres stations thermales, nous arrivons à établir que les eaux de Saint-Gervais créent tous les ans un capital qui ne saurait être moindre de 275,125 francs.

Les eaux de Saint-Gervais ne s'exportent point au dehors.

Les bains de Saint-Gervais sont le centre des excursions les plus nombreuses et les plus variées. Citons d'abord le village lui-même, où l'on se rend par trois chemins différents : le premier est un sentier assez rapide, situé derrière l'aile de la montagne du bâtiment de l'hôtel des bains ; le second n'est autre que la grande route nouvellement construite, et très-facilement carrossable, qui traverse le *village des Plagnes* et la *carrière de Jaspe;* le troisième est une délicieuse promenade connue sous le nom de *tour du Fer-à-Cheval*, qui, partant du jardin de l'établissement par le *chemin des Lacets*, contourne la gorge des bains et arrive au village en traversant le *pont du Diable*. Parmi les excursions peu éloignées, et qui ne demandent que quelques heures, nous citerons encore : le *tour de la vallée de Sallanches*, le *calvaire de Mégève*, le *panorama de Combloux*, le pélerinage de *Notre-Dame-de-la-Gorge*, les *cascades de Crède et de Crépin*, les magnifiques et très-faciles ascensions du *Prarion* et du *mont Joly*, les gorges de la *Diosaz*, qui dépassent en beauté celles du Trient, si vantées; un peu plus loin, la splendide *vallée de Chamonix* et les merveilles de *la mer de glace*.

Saint-Gervais termine la première série des eaux minérales de la Savoie exploitées sur une large échelle. Nous allons examiner maintenant la seconde, celle des eaux qui sont l'objet d'une exploitation plus limitée, et qu'il y aurait intérêt à voir prendre un plus grand développement.

FARETTE[1]

La source arsénicale ferrugineuse de Farette est située dans la montagne, à environ 2 heures d'Albertville. Le trajet est assez difficile et assez pénible au-dessus de Conflans. Un sentier rocailleux et très-rapide forme le seul moyen de communication. Son amélioration serait évidemment la première et la plus utile chose à faire, aussi bien dans l'intérêt des exploitants de la source que dans celui des malades qui peuvent être appelés à boire de ces eaux.

La source de Farette porte dans le pays le nom de *la Rossa*. Cette dénomination, qui en patois signifie *la Rouge*, lui a été donnée par les paysans à cause des dépôts ferrugineux qu'on remarque en grande quantité vers les deux griffons de captage. Il existe, en effet, deux sources assez voisines l'une de l'autre : l'une plus chargée des principes minéralisateurs actifs, l'autre un peu moins. Ces deux conditions sont avantageuses, et permettront aux médecins de faire le choix le plus judicieux, soit pour l'usage hygiénique, soit pour l'emploi médical.

Le docteur Trézal nous apprend, dans une petite brochure imprimée à Moûtiers, la manière un peu vulgaire et peu scientifique de la découverte de la source de Farette.

(1) Savoie, arrondissement d'Albertville, canton et commune d'Albertville.

Le bétail du propriétaire voisin prenait, au bout de peu de temps, un poil lustré, un œil vif, des allures dégagées que ne présentait pas celui des écuries plus éloignées, quoique nourri à peu près de la même façon.

Ce fait, insignifiant en apparence, frappa un observateur intelligent, M. l'abbé Lanchet, précepteur des princes de la maison de Savoie.

Une analyse qualificative faite par M. Calloud, vers 1855, révéla la présence de l'arsenic et du fer, spécialement dans les dépôts ocracés qui s'accumulent vers la chute des filets d'eau. Elle fut admise à l'Exposition de Turin en 1858, avec cette mention : *inexploitée.* Elles seraient restées longtemps encore inconnues, si M. l'ingénieur H. Perrier de la Bâthie n'avait signalé leur existence au docteur Trézal, qui fit faire une analyse régulière par M. Calloud, puis par l'Ecole des mines de Paris.

EAU SIMPLE

Résidu fixe par litre : 0 gramme 1883

On a dosé par litre :

Acide carbonique . . . . ⎫	
— sulfurique . . . . ⎪	
— chlorhydrique . . . . ⎬	0.212
— arsénique . . . . ⎭	
Silice.	0.015
Peroxide de fer.	0 010
Chaux.	0.050
Magnésie.	0.005
Potasse.	0.012
Soude.	0.028
Matières organiques.	0.040
	0.372

DÉPOT

On a dosé sur 100 parties :

	Dépôt no 1	Dépôt no 2.
Argile.	53.00	30.32
Peroxide de fer.	38.66	60.33
Chaux.	2.00	4.00
Magnésie.	0.50	0.66
Alcali.	traces	traces
Acide sulfurique.	traces	0.20
— phosphorique.	0.03	0.18
— arsénique.	2.33	1.33
— carbonique et matières organiques.	2.55	2.94
	99.07	99.96

L'eau alcaline, arsénicale-ferrugineuse de Farette a une température de 11° centigrades.

Son débit actuel est de 8 litres par minute ou de 11,520 litres par 24 heures. Les travaux de captage qui sont en voie d'exécution augmenteront peut-être ce débit, qui est suffisant pour faire face à une exportation même importante, mais qui serait peut-être un peu restreint pour des bains, douches, etc., si l'eau devait être employée à cet usage.

La richesse de leur composition les rend appréciables au double point de vue de la thérapeutique et de l'hygiène. Elles réunissent à elles seules, quoique à un moindre degré, les propriétés des eaux de Vichy, de Vals et de la Bauche.

Le docteur Trézal, dans la petite brochure déjà citée, les recommande pour l'appauvrissement du sang provenant des diverses causes qui peuvent amener un état anémique, les névroses de toute nature, les lésions de toutes espèces des voies digestives, les maladies du système hémorrhoïdaire, les troubles du côté du cœur, des voies respiratoires, des intestins et du foie, les affections du système circulatoire artériel, les affections spasmodiques et catarrhales de la vessie, les cachexies paludéennes, les affections herpétiques, les engorgements viscéraux.

Elles pourront être utilement employées comme adjuvant, dans les cures que l'on fait aux eaux de Salins, dans les affections du système lymphatique.

Au point de vue hygiénique, elles peuvent servir avantageusement comme eaux de table. Elles sont toniques, digestives et reconstituantes. Elles se conservent pendant longtemps, et leur limpidité n'est nullement troublée au bout de deux ans.

Enfin, elles agissent d'une manière efficace sur la beauté du teint, et leur emploi remplace avantageusement toutes les poudres, toutes les pâtes dont se,sert habituellement la plus belle moitié du genre humain.

Nous pensons, avec le docteur Trézal, que cette qualité seule serait de nature à faire la fortune de la source de Farette aussitôt que ces vertus seront bien connues, et nous ne pouvons que lui souhaiter un prompt succès, auquel nous voudrions avoir pu contribuer dans la mesure de nos faibles moyens.

La source de Farette appartient à des propriétaires de Moûtiers et d'Albertville. Il n'existe encore aucun établissement ou bâtiment d'exploitation, qui ne pourra avoir lieu que lorsque la demande introduite aura reçu une solution satisfaisante de la part de l'Ecole de pharmacie. Aussi le débit de l'eau de Farette est-il encore fort restreint.

On peut en expédier 4,000 bouteilles, qui se répartissent entre Aix, les environs d'Albertville et de Moûtiers, Paris, Genève et l'Italie.

L'eau est apportée par des paysans, qui reçoivent une rétribution fixe par bouteille. Cette bouteille est vendue à

Albertville 40 centimes, à Paris, à Aix et à l'étranger 60 centimes.

N'oublions pas de mentionner, en terminant, que de la source de Farette on jouit d'un splendide panorama alpestre. La vue plonge sur les vallées du Grésivaudan, d'Ugines et de la Tarentaise, avec un horizon de montagnes aux aspects variés, qui forment à ce paysage un cadre digne d'attirer l'attention des touristes les plus blasés sur les beautés de la nature.

.BONNEVAL [1]

Voici ce que disait M. Calloud, en 1855, au sujet des
sources thermales de Bonneval en Tarentaise, qui jaillis-
sent au hameau de ce nom, près du torrent de Chapieux,
à 6 kilomètres de Bourg-Saint-Maurice et de Séez, localités
très-fréquentées à cause du passage du Petit-Saint-Ber-
nard : « Elles ont la température de 36° centigrades ; elles
« sont très-abondantes. Bien qu'elles soient connues de
« temps immémorial, elles n'ont jamais eu jusqu'ici qu'une
« utilisation locale. Le propriétaire de ces eaux y a fait
« établir une vingtaine de baignoires et une piscine. Elles
« n'ont encore été l'objet d'aucun travail chimique ; elles
« dégagent une odeur d'acide sulfhydrique, et leur dépôt,
« produit par évaporation spontanée, leur indique, en plus,
« une nature saline et ferrugineuse. Elles sourdent des
« mêmes terrains que les eaux de Saint-Gervais, et elles
« en ont très-probablement la composition élémentaire ;
« seulement, comme l'émergence de la source thermale
« de Bonneval se fait à une élévation assez considérable
« dans le massif de montagnes au bas desquelles sourdent
« les eaux de Saint-Gervais, elles ont une température in-
« férieure à ces dernières. La vallée de Bonneval offre des

(1) Savoie, arrondissement de Moûtiers, canton de Moûtiers, 502
habitants.

« sites sauvages et pittoresques bien appréciés des tou-
« ristes ; elle aboutit à Saint-Gervais, Sallanches et Cha-
« monix par le col du Bonhomme ; à Courmayeur par le
« col de la Seigne et l'Allée-Blanche, et dans la belle vallée
« de Beaufort par le féerique vallon de Roselain. »

Si la nature toujours aussi pittoresque des lieux que dé-
peignait M. Calloud n'a point varié, il a été à peu près
de même des eaux de Bonneval, qui ne servent encore, à
l'heure qu'il est, qu'aux habitants du pays.

Et cependant on ne saurait méconnaître qu'elles offrent
certaines conditions de prospérité qui seraient de nature à
leur assurer un avenir meilleur. Leur débit, qui n'est pas
moins de 700 litres par minute, ou 1,000,000 de litres en
24 heures, leur permettrait d'alimenter un établissement
important, et il serait fort à désirer que le captage en fût
fait d'une manière intelligente, afin de ne pas laisser perdre totalement une richesse qui s'amoindrit chaque année
faute de soins nécessaires.

L'établissement de Bonneval consiste simplement en
deux chétives maisonnettes, où se trouvent installées 9
baignoires en planches grossièrement équarries, et cons-
truites au-dessous du sol, dans des cabinets peu confortables, éclairés par d'étroites lucarnes.

L'absence marquée de tout confortable est évidemment
de nature à ne pas attirer les étrangers, qui vont alors de
préférence à Courmayeur (Italie).

Il résulte de cet état de choses que les bains de Bonneval ne sont fréquentés chaque année que par 200 ou 250
personnes, qui sont toutes, sinon des environs, au moins
du département, et dont les plus éloignées séjournent quelque temps dans une auberge voisine de la source, et qui
est tenue par le propriétaire des bains, qui suffit à lui seul
pour tout le service.

Le prix des bains est, du reste, des plus modestes (25

à 30 centimes), et l'on comprend que, dans ces conditions, le capital créé par cette industrie est à peu près nul.

Les eaux thermales salines, ferrugineuses, arsénieuses et sulfureuses de Bonneval ne s'exportent pas.

Leur exploitation industrielle serait susceptible d'une grande amélioration.

Au moment de mettre sous presse nous apprenons que la source de Bonneval, devenue depuis peu de temps la propriété de M. Laurent Rey, va recevoir de grandes améliorations d'établissement. Les travaux d'appropriation pour les employer en douches et bains sont en cours d'exécution.

Comme celles de Brides, elles conviennent à certaines dermatoses, à certaines formes de rhumatismes, aux affections du tube digestif, du foie, des organes génitaux-urinaires et du système nerveux.

BROMINES [1]

La source sulfureuse, sulfhydriquée, sulfhydratée, alcaline, gazeuse de Bromines est captée et aménagée pour
des bains et buvette. Sa température est de 16° centigrades ; son débit de 60 litres par minute, soit 90,000 litres
en 24 heures.

Les eaux ont été analysées en 1854, dans le laboratoire
Lamartine, à Lyon, par MM. Chevallier et A. Arnaut, pré-
parateurs à cet établissement.

Elles sont situées sur la route d'Annecy à Seyssel, en
vue et à 7 kilomètres d'Annecy.

On les utilise en boisson, bains, douches ascendantes et
descendantes, et en bains de vapeur.

M. Calloud, dans la brochure publiée à l'occasion de
l'envoi à l'exposition de Paris, en 1855, des eaux minérales de la Savoie, dit qu'il y a pour ces eaux une particularité qu'il serait peut-être bon de faire remarquer.
Le nom de Bromines ne semble-t-il pas, dit-il, venir du
mot grec *bromos* (PUANTEUR), ou *bromoidès* (FÉTIDE), épi-
thète très-probablement donnée à cette source, particulièrement sulfureuse, par la population policée et lettrée
qui vint anciennement habiter ces contrées réduites en

(1) Haute-Savoie, arrondissement et canton d'Annecy, commune
de Sillingy.

provinces romaines. Ces eaux furent remarquées, sans doute, par une odeur hépatique plus prononcée qu'aujourd'hui, et durent recevoir un nom caractéristique qu'aucune autre source sulfureuse connue aussi en deça des Alpes n'a l'avantage de posséder.

M. Calloud pensait que des travaux ultérieurs, et habilement conduits, parviendraient à faire retrouver à ces eaux une température première qui se perd, peut-être égarée dans des sinuosités souterraines, par un mélange d'eau étrangère, et donneraient par là à ces intéressantes eaux, qui arrivaient accidentellement affaiblies, leur véritable degré thermal.

Cette opinion de M. Calloud a été rectifiée par lui-même dans une petite brochure publiée à l'occasion de l'analyse des eaux de Menthon.

M. Calloud admet d'abord que les Romains ont pu utiliser les eaux minérales de Bromines, Menthon, de même qu'ils se sont servis de celles du Petit-Bornand, Saint-André-de-Rumilly, dont les restes ne laissent aucun doute sur leur origine. Les Romains, qui créaient des thermes factices, ont bien pu, en effet, se servir des eaux minérales froides qu'ils rencontraient dans le voisinage de leur campement.

En second lieu, le nom de Bromines, bien que tiré évidemment de *bromos*, ne peut pas être non plus une preuve d'une supériorité de sulfuration que la source minérale aurait eue à l'origine sur ses semblables, et qu'elle aurait perdue depuis. Une note scientifique, découverte par M. Calloud, le conduit à adopter l'opinion d'un savant, M. Landerer, qui avait habité l'Orient, et avait donné des notes sur les eaux minérales de la Thessalie et de la Grèce.

Il rapporte que les sources sulfureuses *froides* de ces contrées sont désignées exclusivement sous le nom de *Bromaneri*. Il y a donc lieu de supposer que la source sulfureuse *froide* de Bromines aura été, du temps des Romains, de la classe des *Bromaneri*.

Les travaux qu'on pourrait faire éclairciraient peut-être cette question.

En 1858, les eaux de Bromines figuraient dans la collection qui fut envoyée à Turin pour l'Exposition nationale qui eut lieu à cette époque.

La sulfuration à la source était de 5°, la minéralisation en sels alcalins, terreux et glairine, de 0,280 par 1,000 grammes d'eau.

La position de Bromines, qui n'est éloignée que de deux lieues d'Annecy, et qui est facilement accessible, offre, avec l'intérêt de ses eaux minérales, des conditions de prospérité.

Néanmoins, l'établissement d'exploitation est des plus modestes, et ne possède que 7 cabinets de bains renfermant 14 baignoires.

SAINT-SIMON [1]

Les rapports faits à l'occasion des deux Expositions de Paris en 1855 et de Turin en 1858 signalent à Saint-Simon deux sources minérales : l'une *alcaline, calcaire, magnésienne* (froide), l'autre, *ferrugineuse, alcaline, bicarbonatée,* dite source d'Hygie, qui avait été découverte et captée par les soins du docteur Despine, et qui a disparu depuis quelques années, emportée, dit-on, par le chemin de fer d'Annecy.

Il ne reste donc plus actuellement que la source alcaline calcaire, qui est exploitée uniquement en boisson sur place et pour l'exportation.

La source alcaline de Saint-Simon sort au milieu d'un petit parc, à 1,400 mètres d'Aix-les-Bains, sur la route nationale de Chambéry à Genève.

Sa température est de 19° 8 centigrades ; son débit de 30 litres par minute ou de 43,200 litres par 24 heures.

---

[1] Savoie, arrondissement de Chambéry, canton et commune d'Aix-les-Bains, à 1,500 mètres de cette ville.

ANALYSE DES EAUX DE SAINT-SIMON

Pour 1,000 grammes d'eau.

Acide silicique.	0.008255
Oxyde aluminique et traces d'oxyde ferrique.	0.001722
Sulfate potassique.	0.0C3914
Sulfate sodique.	0.008893
Sulfate magnésique.	0.011241
Chlorure magnésique.	0.000298
Carbonate calcique	0 235217
Carbonate magnésique.	0.016162
Oxyde magnésique.	0.014795
Matière organique.	0.020666
Perte.	0.002626
Total.	0.323750

(Analyse de Kramer de Milan, 1853)

Elle fut découverte, en 1830, sur la propriété de M. Raphy, qui l'exploita pendant de longues années. Elle passa ensuite aux mains de M. Caillet, qui en dirige l'exploitation avec un zèle et une entente qui sont de nature à lui faire prendre le développement dont elle est susceptible.

Il n'y a pas d'établissement, mais seulement un pavillon qui est aménagé pour 8 buvettes.

Elles ont été analysées en 1853 par M. Kramer, célèbre professeur de Milan, et, quelques années plus tard, par M. Bonjean, de Chambéry. Voici, du reste, ce que cet habile praticien en dit : « A 25 minutes d'Aix, sur la route de Genève, se trouvent deux sources minérales dont les eaux sont très-usitées à Aix : 1° *source magnésienne alcaline*, d'une température de 20° centigrades, et pouvant fournir 200,000 litres en 24 heures.

« Cette eau est conseillée avec succès dans les affections

gastriques, à l'état inflammatoire chronique, dans les maux d'estomac de nature nerveuse, pour combattre la formation de l'acide urique dans les complications goutteuses et rhumatismales. »

L'exportation des bouteilles d'eau de Saint-Simon n'a atteint, en 1874, que le nombre de 2,500, dont la plus grande quantité à été expédiée à Aix. Le nombre des buveurs a été, dans la même période, de 3,000.

Le capital créé par cette source ne peut être estimé à plus de 2,000 fr. par an; mais elle se trouve dans des conditions à pouvoir progresser d'une manière avantageuse pour son propriétaire et pour les intérêts du pays.

Les auteurs qui ont parlé des eaux de Saint-Simon sont MM. Kramer (de Milan), Saluces, Beaumont, Despine, Grillet, Bertini, Calloud, Bonjean et Pétrequin.

COISE [1]

En 1858, le rapporteur de la commission de l'Exposition de Turin disait des eaux de Coise, présentées par M. le docteur Dubouloz : « Ce sont les eaux les plus alcalines de la collection. Elles sont surtout remarquables par la présence de l'élément alcalin ammoniacal qui vient s'adjoindre aux alcalins minéraux, bicarbonates de soude et de potasse.

« Elles sont, de plus, très-riches en matières organiques azotées et non azotées, qu'elles prennent en filtrant à travers des amas de tourbes et de lignites enfouis dans le sol qu'elles parcourent.

« Elles contiennent une notable proportion d'iodure de magnésium, et l'instabilité de cette combinaison fait que les eaux prennent à la longue l'odeur safranée de l'iode. Ce fait les rend très-actives dans le cas de diathèses strumeuses, scrofuleuses et rachitiques.

« Par les soins de M. le docteur Dubouloz, les eaux minérales de Coise ont acquis une juste renommée. Elles sont devenues déjà l'objet d'une exportation consi-

(1) Savoie, arrondissement de Chambéry, canton de Chamoux, 1,602 habitants.

dérable (1). Leur minéralisation spéciale, qu'est venu faire connaître la savante analyse de M. P. Morin, chimiste distingué, les rend en effet très-recommandables. »

D'après M. Bonjean, cette source alcaline aurait déjà fixé l'attention des administrateurs de la Savoie sous le premier empire.

Verneilh et Grillet en parlent, en effet, dans leurs ouvrages, et citent notamment, comme s'étant occupés de ces eaux, MM. Bonvoisin et Despine fils.

Coise, dit M. Calloud, est admirablement situé pour former une station hydrominérale d'un grand avenir ; les qualités thérapeutiques des eaux, les beaux sites que cette localité possède, la proximité du chemin de fer, ne peuvent manquer d'y attirer un concours nombreux de visiteurs.

Dans les sources alcalines de Coise on distingue trois émergences, à la distance de 100 mètres environ les unes des autres. Elles sont situées au pied de la colline de Villard-d'Héry, près le hameau de Coise. Elles ne sont point captées, mais simplement réunies dans un puits en ciment, où l'on peut les mettre en bouteille pour l'usage de la table, seul emploi qu'elles aient reçu jusqu'à présent et qu'elles paraissent devoir conserver utilement.

Leur température est de 12° centigrades, leur débit total de 4 litres par minute ou 5,760 litres par 24 heures.

(1) Cette situation a changé depuis quelques années, par suite de circonstances spéciales et tout à fait indépendantes de la qualité des eaux, qui sont les plus alcalines de la Savoie, et qui pourraient être exploitées avantageusement par une société qui pourrait faire les frais de publicité nécessaire.

ANALYSE DES EAUX DE COISE

Gaz non dissous dans l'eau

(Pour mille volumes.)

Acide carbonique 24
Azote. 274
Hydrogène proto-carboné. 720

Substances dissoutes dans 1,000 grammes d'eau.

GAZ.

Acide carbonique.	4.80	0.0095
Oxygène..	4.40	0.0063
Hydrogène proto-carburé..	14.75	0.0171
Azote.	20.65	0.0262
	44.60	0.0591

SELS.

Bi-carbonate de soude.	0.8136
— de potasse.	0.0045
— d'ammoniaque.	0.0151
— de magnésie.	0.0191
— de chaux.	0.0115
Sulfate de magnésie.	0.0033
Phosphate de chaux..	Traces
Silicate d'alumine.	0.0162
Iodure de magnésium.	0.0077
Bromure de magnésium.	0.0015
Chlorure de magnésium.	0.0034
Chlorure de sodium.	0.0041
Crénate d'oxyde de fer.	0.0020
	0.9020

GLAIRINE

Glairine soluble dans l'alcool.	0.0074
— insoluble —	0.0048
	0.0122
Total. . . .	0.9733

(Pyrame Merin, 1851)

MENTHON [1]

La source *sulfureuse sulfhydriquée et alcaline* (froide) de Menthon est captée et aménagée pour bains et buvette.

Sa température est de 15° centigrades, et son débit de 75 litres par minute, soit 108,000 litres par 24 heures, chiffre assez important pour donner lieu à une exploitation plus sérieuse que celle qui existe actuellement.

Par sa position, en effet, au bord de l'élégant et pittoresque lac d'Annecy, par son débit, la minéralisation de son eau, Menthon pourrait devenir une station fort agréable pour les touristes et les malades.

Ses eaux ont été analysées, en 1804, par le baron Despine, ancien inspecteur des thermes d'Aix, et plus récemment par M. Ch. Calloud.

Nous ne pouvons mieux faire que de citer les paroles de cet habile chimiste :

« Je me suis transporté le 8 septembre 1865, dit M. Calloud, à Menthon, pour visiter la fontaine minérale retrouvée, aux confins sud-est de cette commune, dès le mois d'avril de la même année, et dont la découverte, résultat d'épreuves patientes de son auteur, M. Borda-Bossana, est venue attester de nouveau les soins que prenaient les

---

(1) Haute-Savoie, arrondissement et canton d'Annecy, à huit kilomètres de cette ville, 669 habitants.

Romains pour l'utilisation spéciale des eaux dotées d'éléments thérapeutiques. Le bassin de captage, entouré d'un mur cimenté d'œuvre romaine, et les beaux restes de l'établissement balnéaire, situé à 300 mètres de là, sur les bords du lac, sont autant de marques de l'intérêt qu'avaient attaché les maîtres du monde au mérite de ces eaux minérales, que rehausse, il faut le dire, un site des plus riches et des plus riants dans nos contrées alpestres. Avec son baptème d'antiquité, la source minérale de Menthon a très-peu à demander à la popularisation scientifique. Sa consécration est faite par celle que lui ont donnée les anciens, qui nous valaient bien en appréciation du beau et de l'utile. »

Cependant M. Calloud voulut bien procéder à une analyse, qu'il reconnaissait en principe imparfaite en raison des mauvaises conditions de captage de la source, dont le bassin, manquant de couverture imperméable, et donnant au contraire largement ouverture à l'air, dont les conduits de plomb baignés dans le bassin et sur lesquels est précipité l'élément sulfuré, étaient autant de causes d'appauvrissement minéral.

Néanmoins il put caractériser de la manière suivante les conditions dans lesquelles se présentait cette source :

Odeur : celle propre à l'hydrogène sulfuré.
Saveur : sulfureuse, acidulée, sensiblement amère.
Densité : celle commune aux eaux potables légères.
Alcalinité : très-sensible.
Sulfhydrométrie : 3 degrés.
Température : 14 degrés centigrades.

M. Calloud constata, en outre, qu'il s'y trouvait des traces manifestes de *gaz acide sulfhydrique* et beaucoup *d'acide carbonique* (20 centilitres de gaz par litre d'eau), *du sulfure de sodium* en quantités sensibles, *du bicarbonate de chaux* qui constituait la majeure partie des sels, une quantité notable *de glairine*, des traces sensibles *d'am-moniaque*. Il pensait aussi que l'eau de Menthon renfermait de *l'iode, du phosphate*, de *l'azotate, de la silice*, mais sans pouvoir les déterminer d'une manière exacte.

Le faible degré sulfhydrométrique de cette source tient, dit-il, à son captage, évidemment imparfait ; et une particularité, qu'elle ne partage pas avec les eaux sulfureuses *froides* de la région sous-alpine de la Savoie, est dans sa richesse en acide carbonique libre. La dose très-notable de ce gaz qu'elle contient donne un intérêt particulier à cette eau minérale. Elle doit être bien supportée par l'estomac, même le plus débile.

La légende de la plupart des affections combattues efficacement par cette eau minérale, et qu'a donnée Voysin, s'explique. Sans doute, elle n'a pas le caractère élevé de valeur que possède l'eau de Challes, mais elle a un cachet à elle propre, comme toutes celles inférieures à ce type de richesse sulfureuse, et qui ne doivent pas être dédaignées. « La Providence, dit M. Calloud, en prodiguant les eaux minérales dans des terrains divers et avec des caractères particuliers qui participent de leur nature variée, comme elle a établi des climats différents avec leur produit spéciaux, a répandu partout la variété, et avec elle les équivalences, les compensations dont chacun se trouve bien, et qui font l'harmonie vitale du monde. »

Ainsi que je l'ai fait connaître pour les eaux de Bromines, M. Calloud, après sa nouvelle analyse des eaux de Menthon-Talloires, n'avait point persisté dans sa première opinion de croire à une condition *thermale* qu'elle aurait eue anciennement. Il pense, au contraire, que la source sulfureuse de Menthon-Talloires a été simplement une *bromaneri*, à ranger dans la classe des *théiocrènes*, et non dans celle des *théiothermes*. La quantité de son débit, qui ne devait sans doute pas être limitée à celle d'aujourd'hui, avait engagé vraisemblablement les Romains à créer leur bel établissement balnéaire, dont il reste, ainsi que nous l'avons dit, de grands vestiges. On devait y chauffer l'eau, à moins que les piscines, non pourvues de couvertures, ne reçussent directement les rayons solaires, pour les approprier à des bains d'été. Si l'on découvrait des indices de fourneaux ou de calorifères, il serait évident qu'on y chauffait les eaux ; mais rien jusqu'à présent n'est venu le démontrer encore.

Se plaçant au point de vue d'une exploitation industrielle, M. Calloud pense que l'appropriation future (c'est en 1865 qu'il parle) de la source de Menthon doit se faire plus spécialement pour une buvette et des salles d'inhalation. Elle a toutes les bonnes conditions, dit-il, pour une boisson hydrominérale légère, bien passante et sapide. Le gaz acide carbonique libre et les bicarbonates terreux et alcalins, qui y accompagnent heureusement l'élément sulfureux, donnent la raison de son excellente appropriation à une buvette et à une inhalation.

Pour un établissement balnéaire, sa condition chimique et son peu de thermalité semblent devoir s'y opposer, à moins d'un chauffage par un courant de vapeur d'eau qui lui donnerait le degré de température suffisant pour le bain, sans apporter une modification notable à ses conditions thérapeutiques.

Les eaux de Menthon-Talloires, dont nous venons de parler rapidement au point de vue minéro-médical, méritent un peu aussi une mention historique, dont nous prenons les éléments principaux dans une brochure de M. Despine (Alphonse).

L'exploitation à l'époque romaine ne fait plus aucun doute, mais les ressources des eaux de Menthon au moyen âge et même dans les siècles qui suivirent cette période restent complétement inconnues. En 1729, dans le cadastre de la commune, on trouve écrit, en jargon moitié français moitié italien, ces mots : « *Terre qui a été mové per ritrové la fontenne del bin.* » Des fouilles avaient donc été pratiquées antérieurement à cette date. En 1741, parut à Turin un ouvrage intitulé : *Le Médecin familier et sincère*, dû au docteur Benoît Voysin, professeur de chirurgie à Annecy, ancien inspecteur de tous les hôpitaux du roi de Sardaigne pendant les guerres de 1733 à 1735.

Ce livre, qui eut en 1747 les honneurs d'une seconde édition, contient une courte mais importante mention sur les eaux de Menthon.

En 1803, M. le baron Despine, qui fut plus tard médecin inspecteur des eaux d'Aix-les-Bains, et père de l'auteur de la brochure à laquelle nous empruntons ces détails, s'occupa sérieusement de ces eaux ; mais, emporté par d'autres soins, il ne pu les faire sortir, malgré toute sa bonne volonté, de l'état un peu précaire dans lequel elles végétaient.

Verneilh et Grillet en font mention d'une manière assez sommaire.

Vers 1840, M. Louis Ruphy, d'Annecy, devint acquéreur des thermes, tenta quelques recherches, mit au jour de nouveaux quadrilatères se rapportant aux travaux des Romains ; mais, l'eau ne jaillissant pas, M. Ruphy convertit en chalet ce petit domaine.

D'autres propriétaires succédèrent à M. Ruphy ; le désir de nouvelles fouilles se développa et provoqua la formation de plusieurs petites sociétés. Les explorations furent faites sur des points divers ; mais, toujours entraînés par la préoccupation que les bains devaient être construits à proximité de la source, les explorateurs essayèrent, aux alentours des ruines romaines, trente ou quarante recherches qui furent complétement infructueuses, tant au point de vue des eaux minérales qu'à celui des antiquités.

Ces tentatives conduisirent jusqu'en 1865, époque à laquelle M. Borda-Bossana, ancien guide au Grand-Saint-Bernard, et qui dans plusieurs départements s'était occupé d'hydroscopie, porta son attention vers Menthon-Talloires. M. Bossana loua pour 18 ans le terrain sur lequel s'étaient fixé ses convictions, se mit activement à l'œuvre, et, plus heureux ou plus habile que les précédents explorateurs, opéra sur le griffon même de la source. A la profondeur de 3 mètres environ, il reconnut des briques et des ossements. Bientôt furent mises à découvert quelques murailles anciennes, quoique n'affectant pas le caractère romain. Puis parurent les constructions de cette époque ; deux bassins furent reconnus : l'un, en petit appareil régulier, formait un puits carré, séparé de l'autre par un massif plein d'environ 1 mètre d'épaisseur. Le second bassin, qui n'avait pas moins de 4 mètres de profondeur, avait trois ouvertures, dont une contenait encore un conduit en plomb. On trouva dans ce bassin un grand nombre d'objets, des pièces de monnaie, qui, collectionnées avec soin, ont servi à former le noyau d'un petit musée attaché à l'établissement.

Depuis 1865, un changement notable a été apporté dans l'aménagement de la source minérale de Menthon.

En 1866, on a procédé à la construction d'une voûte en tuf pour soustraire l'eau minérale au contact de l'air, isoler les gaz sulfureux et empêcher toute cause détériorante.

Ce modeste établissement se compose actuellement de 15 cabinets de bains, comprenant 25 baignoires.

Un bassin de captage revêtu de marbre noir, et qui peut contenir de 60 à 65,000 litres, reçoit l'eau, qui est conduite dans un appareil à chauffer l'eau, d'une contenance de 1,100 litres.

Deux pompes sont à cet effet mises en mouvement : l'une pour alimenter la chaudière, l'autre pour amener l'eau froide. Des conduites de plomb, plongeant dans le bassin, dirigent ensuite l'eau dans les cabinets de bains, dont le nombre s'est élevé à peu près à 1,200 pendant l'année 1874.

Bien que l'établissement de Menthon soit resté à peu près stationnaire, nous pensons avoir démontré qu'il est susceptible d'avenir, et nous croyons qu'il y a là une force vive qu'il ne serait pas difficile d'utiliser et de faire prospérer.

L'ÉCHAILLON [1]

Signalées par Verneilh et par Grillet, qui rapporte qu'elles ont été détruites par Fantoni (*De aquis Maurianensibus*), les eaux chaudes, salées et acidulées de l'Echaillon avaient été décrites au commencement de ce siècle par Bonvoisin, Beaumont et Despine.

Elles furent analysées, en 1822, par M. Gioberti (de Turin), puis, en 1841, par MM. Fabien Calloud et Mottard, qui ont écrit, dans le *Journal de Savoie*, des articles sur la présence de l'iode dans ces eaux, et sur leur efficacité contre le goître.

Les eaux salines, gazeuses, sulfatées, chlorurées, iodurées de l'Echaillon ont une température de 30° centigrades ; leur débit est de 65 litres par minute ou 93,600 litres en 24 heures. Elles sont purgatives et minéralisées par les sulfates de soude, de magnésie et de chaux, et par les chlorures et iodures de sodium et de magnésium. Elles sourdent au pied du massif granitique qui traverse la Maurienne, entre Epierre et Saint-Jean de Maurienne.

Elles ne sont pas captées, mais simplement aménagées grossièrement pour une buvette.

(1) Savoie, arrondissement, canton et commune de Saint-Jean de Maurienne.

L'établissement de l'Echaillon, peu important, n'est pas exploité d'une manière régulière.

Mais sa position à proximité du chemin de fer P.-L.-M. et de la ville de Saint-Jean de Maurienne, sa situation dans un pays pittoresque et accidenté, seraient autant de raisons, jointes aux qualités spéciales de ses eaux, pour lui assurer un développement qui serait utile à ce pays.

CRUET [1]

Les eaux sulfureuses, monosulfhydratées, alcalines (froides) de Cruet, au mont Charvet, dont le docteur Dubouloz a essayé l'emploi thérapeutique avec succès, ont une minéralisation qui se rapproche beaucoup de celle des eaux de Challes. Leur élément de sulfuration est également le monosulfure de sodium. Elles contiennent une quantité notable d'hyposulfite de soude et une plus grande quantité de sulfate de soude, de l'iode et du brome en combinaison, et du bicarbonate sodique et ferro-manganique.

Elles marquent 60° au sulfhydromètre de Dupasquier, ne sont ni captées ni aménagées, mais coulent librement dans les alluvions du mont Charvet d'où elles sourdent. Leur température est de 14° centigrades.

Leur débit, peu important en ce moment (21,600 litres en 24 heures), pourrait être certainement augmenté par un captage intelligemment fait.

Leur situation, à proximité de la voie ferrée qui passe tout près de Saint-Pierre d'Albigny, est de nature à leur créer une situation digne de l'intérêt des praticiens du pays, qui pourraient en utiliser les qualités thérapeutiques.

(1) Savoie, arrondissement de Chambéry, canton de Saint-Pierre d'Albigny, 1,132 habitants, bureau de poste à Montmélian. Vins estimés.

CHAMONIX

Les sources sulfureuses de Chamonix, connues dans la vallée depuis un temps immémorial, ne furent sérieusement appréciées qu'à partir de l'année 1823. Le *Journal de la Savoie* rendit compte d'un examen fait par M. de Simbernat, conseiller de la légation de S. M. le roi de Bavière.

Cette source est désignée comme minérale, froide, saline, sulfureuse, appartenant au domaine médical par ses principes constituants. Elle sourd sur la rive gauche de l'Arve, à quelques mètres du bourg de Chamonix, dans la plaine et au pied du Mont-Blanc. Quelques cabinets de bains furent construits après le résultat de l'analyse des eaux au bourg de Chamonix, et l'usage de cette eau sulfureuse, soit en boisson, soit en bains, obtint quelques succès dans le traitement des maladies de la peau et des affections viscérales. En 1834, M. Morin, pharmacien à Genève, fit une analyse sérieuse de l'eau sulfureuse de Chamonix ; les résultats qui en sont consignés plus loin démontrent qu'elle peut rivaliser avec les eaux minérales simples sulfureuses des autres parties de la France.

Aucun captage sérieux n'avait été entrepris avant 1869. A cette époque, l'administration des hôtels réunis de Chamonix, à laquelle la source appartient, désireuse de donner de la réputation aux eaux de cette localité, et dans l'in-

tention de créer un établissement de bains, fit quelques
sacrifices pour procéder à un captage complet, qui fut
parfaitement exécuté par les agents des ponts et chaus-
sées. Aussi, en 1875, la source était-elle captée de manière
à permettre à l'administration des hôtels d'arriver, dans
un avenir plus ou moins éloigné, à la création d'un établissement complet et sérieux. Malheureusement nous
avons de grandes raisons de croire que l'établissement de
Chamonix est encore à l'état de projet et c'est vraiment
grand dommage.

En faisant ressortir l'analogie qui existe entre les eaux
de Saint-Gervais et celle de Chamonix, sauf la température,
M. Besançon (Ch.) explique, dans son *Guide de Chamonix*, les causes de cette différence, mais il admet que ces
deux localités sont dans des conditions favorables pour
arriver à un résultat satisfaisant. A Chamonix même, tout
se réunit pour faire désirer la construction d'un établissement, qui aurait de grandes chances de trouver une
clientèle toute faite parmi les milliers de visiteurs qui viennent chaque année visiter ces lieux pittoresques. La
source sulfureuse de Chamonix emprunte évidemment à sa
position géographique un avantage réel et sérieux que
n'avait certes pas sa voisine Saint-Gervais.

Les facilités que présente la station de Chamonix, dit
M. Besançon, pour un établissement hydrothérapique et
pour les cures par le petit-lait de chèvre, peuvent en faire
une station minérale hors ligne.

L'eau sulfureuse et alcaline de Chamonix a une température de 9° centigrades et fournit un débit de 162,000 litres en 24 heures. Sa sulfuration est représentée par 6 degrés. Elle se conserve bien dans des verres soigneusement
bouchés et peut par conséquent être transportée au loin.
La sulfuration de ces eaux étant due à un sulfure neutre,

elles peuvent être chauffées artificiellement sans inconvénient.

ANALYSE DE M. MORIN.

POUR 1,000 GRAMMES D'EAU.

		Grammes.	Grammes.
Glairine sèche.		0,0329	
Silice.		0,0037	
Chlore	Chlorure de potassium . .	0,0047	
	Chlorure de sodium. . . .	0,0076	0,2096
Acide sulfurique,.	Sulfate de chaux.	0,0503	
	Sulfate de soude.	0,1064	
Oxyde de fer rouge.		0,0040	
	cent. cub.		
Acide hydrosulfurique libre	2,19	0,0034	
— combiné. . . .	5,823	0,0090	
Total, y compris celui transformé en sulfite, 1,987 cent. c. 0,0010 gr..	10,000	0, 134	
Acide carbonique dégagé par l'ébullition	8,91	»	
— calculé.	10,79	ӿ	
— par précipitation . .	43,15	0,0084	
Hydrosulfate de chaux, équivalent		0,0412	0,0412
Bicarbonate de soude, équivalent		0,1435	0,1435
Azote	19,65		
Poids total des substances sans l'azote. .			0,3943

Tout le monde connaît Chamonix ; nous n'avons donc pas besoin de faire ressortir l'intérêt qu'il y aurait à doter cette station de touristes d'un établissement thermal sérieux, qui offrirait ainsi, aux malades et aux voyageurs, le double avantage d'excursions pittoresques et d'une cure thérapeutique.

Nous avons étudié aussi brièvement que possible, mais aussi consciencieusement que nous avons pu le faire, la seconde catégorie des eaux minérales, et, d'après l'exposé que nous en avons fait, on pourra se convaincre qu'il y aurait encore à tirer un utile parti des richesses hydro-minérales qui se perdent, soit par insouciance, indifférence ou manque de capitaux pour les mettre en exploitation régulière.

Nous allons examiner maintenant celles de la troisième catégorie.

Les sources minérales inexploitées dans le département de la Haute-Savoie sont celles de Petite-Rive, de Tivoli, de Châtel, de Tougues, du Petit-Bornand, de Saint-Jean-d'Aulph, de Saint-André, de la Golaise, de la Suandaz, de Planchamp, de Mathonay, des Houches, de Sixt, etc.

PETITE-RIVE ET TIVOLI

Ces deux sources sont situées dans la commune de Maxilly, canton d'Evian, arrondissement de Thonon. Elles sont ferrugineuses, gazeuses, très-limpides, agréables à boire, bien qu'elles aient un goût légèrement styptique. Leur température est de 8 à 10° centigrades.

CHATEL

Les sources de Châtel, sulfureuses, monosulfhydratées et alcalines, sont situées dans la jolie vallée d'Abondance, près du col de Morgens. Elles sont au nombre de 3, dont 2 ferrugineuses : celle dite de *Tré-les-Pierres* et celle des *Avenières*, et 1 alumineuse, dite des *Plagnes*. Leur tem-pérature est de 10° centigrades environ. Elles marquent 22° au sulfhydromètre, mais les sources seraient sans doute beaucoup plus minéralisées si elles étaient captées et surtout isolées des eaux de la Dranse. Châtel est dans des conditions très-heureuses pour un établissement d'eaux minérales. Il est situé dans une altitude alpine très-convenable, protégé contre les vents de nord-est, à proximité des chalets, qui pourraient alimenter, avec le petit-lait des laiteries, un service de bains sulfureux lactiques comme à Allevard. M. Calloud, qui a découvert une des sources de Châtel en 1855, en a fait l'analyse sommaire.

TOUGUES

Les sources alcalines de Tougues sont situées sur les bords du lac de Genève, dans la commune de Chens-Cusy, canton de Douvaine, arrondissement de Thonon.

Elles ont une température de 10° centigrades et un débit de 100 litres par minute ou de 144,000 litres par 24 heures.

PETIT-BORNAND

Les sources sulfureuses, sulfhydriquées, sulfhydratées et alcalines du Petit-Bornand, arrondissement et canton de Bonneville, ne sont pas exploitées. Elles ont été signalées pour la première fois par le docteur Bertini (*Hydrologie minérale*, page 225), puis dans le rapport sur les eaux minérales fait à l'occasion de l'Exposition universelle de 1855, où elles ont figuré, ainsi qu'à celle de 1858 à Turin. Leur température est de 20° centigrades, leur degré de sulfuration de 7. Elles mériteraient d'être utilisées. Le voisinage des laiteries du Grand-Bornand permettrait d'y faire affluer le petit-lait des laiteries, qui, mêlé à l'eau thermo-minérale, formerait un service de bains sulfureux lactiques comme à Uriage et à Allevard. Les sites de cette localité sont d'ailleurs fort pittoresques. Les restes de bains gallo-romains, qu'on y remarquait encore il y a quelques années, attestent que ces eaux ont été propres à un service thermal.

SAINT-JEAN-D'AULPH

Cette localité de la Haute-Savoie est située dans l'arrondissement de Thonon, canton du Biot. Les eaux sont sulfureuses, sulfhydratées, alcalines, iodurées (froides). Elles sont riches en sels alcalins et en sulfure de sodium. Leur sulfuration est de 11°. Elles pourraient être exploitées avec avantage, mais elles ne sont encore ni captées ni aménagées. On trouve également à la Forclaz, au lieu dit au Fayet, une source sulfureuse non exploitée.

SAINT-ANDRÉ

Les eaux sulfureuses, sulfhydratées, alcalines de Saint-André sont situées à peu de distance de Rumilly. Leur température est de 8° centigrades, leur sulfuration de 11°.

Cette source a été découverte en 1854 par le docteur Descotes, qui les divise en 3 sources distinctes, la source inférieure, la source médiane et la source supérieure.

« Les eaux de Saint-André, dit M. Calloud, ont un grand intérêt de minéralisation. Comme la majeure partie des eaux sulfureuses qui sourdent des terrains crétacés inférieurs, elles sont pourvues d'éléments alcalins où le carbonate de soude domine. Cette association les rend digestives, et permet que le soufre soit mieux absorbé dans l'économie. »

M. le docteur Descotes, de Rumilly, a fait les premières observations sur les propriétés thérapeutiques des eaux de Saint-André. D'après lui, elles se sont montrées très-efficaces dans certaines affections rhumatismales et gastrites, dans la bronchorrhée et les maladies de la peau. Saint-André, placé à l'entrée du pittoresque et imposant val de Fier, est dans une position abritée du nord et très-accessible.

Un établissement thermal de deuxième ordre dans ce village aurait très-certainement des chances de succès.

LA GOLAISE, LA SUANDAZ ET MATHONAY

Ces trois sources sont situées près de Samoëns, arrondissement de Bonneville.

La première donne une eau sulfureuse, sulfhydratée, alcaline (froide). Sa sulfuration est de 11°.

La seconde donne une eau semblable à celle de la Golaise ; sa sulfuration est de 10 à 15°.

Ces deux sources, qui sourdent dans une position élevée, sur les deux revers de la montagne située au N.-E. de Samoëns, réunissent la minéralisation propre des eaux sulfureuses à celle des eaux salines. Les eaux de la Golaise, particulièrement douées d'une forte minéralisation, ont été, dans le commencement de ce siècle, l'objet d'une exploitation lucrative à Paris.

Aujourd'hui elles ne sont utilisées que pour les besoins locaux. Il en est de même de celles de la Suandaz.

La troisième source, près du village de Mathonay, donne une eau ferrugineuse, alcalino-calcaire, gazeuse (froide). Elle a été signalée par Grillet et Bonvoisin. Si ces eaux étaient captées et exploitées régulièrement, dit M. Ch. Calloud, « elles offriraient, sous le rapport de la beauté du site et de l'efficacité, des avantages supérieurs à ceux que de nombreux étrangers vont chercher dans quelques établissements des hautes montagnes de la Suisse et du Tyrol. »

PLANCHAMP

Les eaux ferrugineuses, alcalino-calcaires de Planchamp, près de Rumilly, ont joui, au commencement de ce siècle, d'une grande réputation, qu'elles ont due à Bonvoisin, qui les avait remarquées et leur avait trouvé quelque ressemblance avec l'eau minérale de Courmayeur. Elles sont très-digestives, très-chargées en acides crénique et carbonique, ce qui explique pourquoi elles retiennent une partie de leur fer. Un médecin distingué de la localité, M. Sautier, les avait trouvées très-efficaces contre la dyspepsie, la débilité des organes digestifs et la chlorose.

La source minérale de Planchamp est dans une position agréable ; son accès est très-facile.

On y accède par la route de Rumilly à Genève. Un établissement hydro-minéral offrirait des chances de prospérité.

LES HOUCHES

Eaux ferrugineuses, alcalino-calcaires, magnésiennes, gazeuses (froides).

SIXT

Eaux ferrugineuses, alcalino-calcaires, gazeuses (froides), au-dessus du village de Nambride-Dessus, près la croix de Pilly.

Enfin, on peut signaler encore, dans la Haute-Savoie, pour ne rien omettre : au Grand-Bornand, une source d'eau sulfureuse froide; à Araches, une eau ferrugineuse, au lieu dit à Moulin; à Etrembières, une source d'eau sulfureuse, au-dessus du pont d'Etrembières, sur la rive gauche de l'Arve, analysée par de Saussure en 1778; à Abondance, une source sulfureuse froide, et une autre de pétrole à la Borna; à Féternes, une source acidulée; à Thonon (*à la Versoye*), des eaux alcalino-calcaires, magnésiennes, bicarbonatées, résino-benzoïques froides, à 2 kilomètres vers les Allinges, et des eaux ferrugineuses, alcalines, gazeuses froides à Marclaz, à 4 kilomètres ouest vers Anthy; à Larringe, une eau acidule ferrugineuse; à Droisy, source alcaline très-faible.

Toutes ces sources ne sont ni captées ni aménagées, et n'ont par conséquent aucun établissement; mais on peut remarquer qu'il en existe quelques-unes qui seraient susceptibles d'avenir.

Dans le département de la Savoie, nous constatons aussi l'existence d'un certain nombre de sources qui ne sont pas exploitées, dont les unes sont captées, mais dont le plus grand nombre ne l'est pas, et n'a pas reçu non plus d'aménagement propre à lui faciliter une exploitation industrielle.

Nous trouvons dans ces conditions les eaux de Termignon, de Pontamafrey, de Bonneval (Maurienne), de Sainte-Hélène-des-Millières, de la Boisserette, des Glaciers, de la

Boisse, d'Albens, de Bois-Plan, de la Ferranche et de la Croix-de-la-Rochette.

TERMIGNON

Sources des Arcanes, salines, séléniteuses, froides. Elles ne sont connues que dans la localité. Elles laissent à l'air un dépôt assez considérable de carbonate de chaux et d'oxyde de fer, et jouissent d'une faible action purgative. Source abondante minéralisée par du sulfate de soude, de chaux et de magnésie, chlorure de sodium 1.70 par litre. Ne sont employées que pour les usages domestiques.

PONTAMAFREY (¹)

Source minérale salée, froide, située dans la commune de ce nom, près de Saint-Jean de Maurienne. Ces eaux sont intéressantes au point de vue médical. Elles offrent tous les éléments importants des eaux chlorurées. Minéralisation en sels chlorurés, sulfatés, carbonatés, iodurés, 10 gr. par litre. Densité 1° 1/2.

L'iode et le brome, le fer et l'arsenic y accompagnent le sel marin. La nature froide de ces eaux indique que leur minéralisation ne se fait pas à une grande profondeur, et, dans ces conditions, des travaux de captage ne seraient point onéreux. Tout fait donc désirer que cette source ne reste pas inexploitée.

(1) Voir page 33, volume II.

ARBONNE

Arrondissement de Moûtiers. Minéralisation par 280 g. de chlorure de sodium par litre. Densité 22° 1/2. Elle sort d'une mine de sel gemme.

BONNEVAL

Eaux ferrugineuses, près de Lanslebourg, en Maurienne.

SAINTE-HÉLÈNE-DES-MILLIÈRES

Eaux arsénicales, analysées en 1861 par M. Calloud, pharmacien à Chambéry; ce chimiste y a reconnu les principes suivants :

PAR LITRE D'EAU

Bi-carbonate de chaux	0.65
— de soude	0.24
— de magnésie.	0.25
— de fer	0.25
Sulfate de chaux. . . . . }	0.24
— de soude. . . . . }	
Arséniate de soude.	0.002

Comme on le voit, la minéralisation par l'arséniate de soude jointe aux autres alcalins assure à cette source un grand avantage dans la thérapeutique par l'arsenic. On ne peut que souhaiter que des travaux soient entrepris pour son exploitation, car elle est fraîche, limpide et dépourvue d'odeur particulière.

LA BOISSERETTE

Près de Saint-Jeoire, arrondissement de Chambéry. Eaux sulfureuses froides. Composition des eaux de Challes. Manquent de travaux de captage.

LES GLACIERS

Eaux minérales situées au col de la Seigne, au-dessus du Bourg-Saint-Maurice, à peu de distance de celles de Bonneval (Tarentaise). Salino-calcaires, magnésiennes, ferrugineuses, crénatées, gazeuses (froides). Température 14° centigrades, débit abondant et constant. Elles sont d'une digestion facile et d'un goût agréable. Dans une situation charmante, elles ont été jusqu'à présent peu connues, mais elles méritent d'être popularisées.

LA BOISSE

A 1 kilomètre de Chambéry, la source ferrugineuse, alcaline, bicarbonatée (froide) de la Boisse a été analysée en 1836 par M. Saluces, et en 1858 par M. Calloud :

POUR 8 LITRES D'EAU :

		Gaz en volume
Acide carbonique.	litres	3.700
Oxigène.	»	0.402
Azote	»	0.193
Total		4.295

	Substances fixes	
Carbonate de fer . . . . grammes	1.000
Chlorure de sodium . . . . »	0.220
— de calcium . . . . »	0.120
— de magnésium . . . . »	0.050
Sulfate de soude . . . . »	0.070
— de magnésie. . . . . »	0.020
— de chaux . . . . »	0.500
Carbonate de chaux . . . . »	1.775
Matière végéto-animale . . . . »	0.480
Silice . . . . »	0.210
Perte . . . . »	0.205
Total	5.650

Elle attirait, vers la fin du siècle dernier, un concours considérable de malades à Chambéry. « Dépouillées de leur fer, les eaux de la Boisse, dit M. Calloud, retrouvent l'équivalent des principes alcalins et magnésiens de la meilleure des sources d'Evian. » Elles peuvent donc être utilisées dans les mêmes conditions que ces dernières. Cette source est très-abondante.

ALBENS

Source de Futenay. Eau minérale ferrugineuse, alcalino-calcaire, magnésienne (froide). Minéralisée par 0,377 de proto-carbonate de fer par litre.

BOIS-PLAN

Située près de Myans, à quelque distance de Chambéry, la source de Bois-Plan est ferrugineuse, alcalino-calcaire, magnésienne, bicarbonatée (froide) ; sa température est de 11 degrés centigrades ; son débit est fort abondant, mais n'a servi jusqu'à présent qu'aux usages domestiques et à l'irrigation des prairies. Analysées par Socquet en 1804.

FERRANCHE

Située à 3 kilomètres de la station de Chamousset ; ses eaux ont la même composition que la précédente et sont minéralisées en sels alcalino-terreux bicarbonatés, 0,366 par litre.

LA CROIX-DE-LA-ROCHETTE

Même composition que les deux précédentes. A été analysée par M. Calloud. Minéralisation en bicarbonate de chaux, de soude, magnésie, 0,36, et bicarbonate de fer, 0,02 par litre.

Ajoutons encore : à Saint-Jean-d'Arves, source très-ferrugineuse, à Entraigues, sous l'église ; assez abondante pour faire marcher.un moulin ; à Saint-Remy, source minérale froide, entre les hameaux des Etalons et de Grivolay, au pied de la montagne ; légèrement sapide ; beaucoup de gaz ; on la dit très-purgative.

Les observations que nous avons présentées pour la Haute-Savoie s'appliquent à quelques-unes des sources non exploitées du département de la Savoie.

En résumé, au point de vue de l'exploitation industrielle, la première catégorie des eaux minérales ou thermales nous fournit seule les éléments d'une appréciation qui peut se traduire par des chiffres, et qui nous offre un capital créé qui s'élève chaque année à la somme de 5,990,167 fr.

Pour la seconde catégorie, les calculs eussent été trop imparfaits ou trop peu importants pour que nous ayons pensé à les réunir d'une manière utile.

Quant à la troisième, les eaux qui la composent n'étant pas exploitées, pour les motifs que nous avons indiqués, leur valeur industrielle est tout à fait à l'état d'hypothèse.

Mais un fait qu'il faut retenir, et sur lequel il faut appuyer avec toute la conviction que nous ont données les études auxquelles nous nous sommes livré pour faire ce travail, c'est que la Savoie, sur un espace aussi restreint, est le pays le plus riche sous le rapport des eaux minérales, puisqu'elle renferme dans son sein toutes les variétés connues ; qu'elle peut faire concurrence, par quelques-unes de ses sources, aux eaux si réputées de l'Allemagne ; enfin, qu'elle possède une richesse que le temps et la patience feront certainement éclore, si chacun, dans la mesure de ses moyens et de ses forces, veut bien s'en occuper.

Les efforts qui ont déjà été faits, les progrès qui ont été réalisés nous sont un sûr garant qu'on ne restera pas en arrière pour ce qui reste à faire.

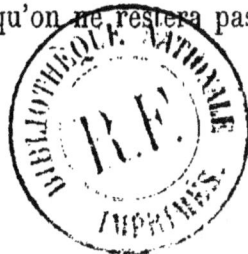

FIN

ANALYSE DES EAUX D'AIX-LES-BAINS

	Source de Soufre.	Source d'Alun.
Température	43°5	41°6
Hydrogène sulfuré libre.	3^{mgr} 37 à 4^{mgr} 13	3^{mgr} 74
Soufre à l'état d'hyposulfite	$3^{m}_{g}{}^{r}$ 84	$3^{m}_{g}{}^{r}$ 60
Gaz acide carbonique	47^{cc} 15	44^{cc} 58
	(ou $0_g{}^r$ 0932	(ou $0_g{}^r$ 0882)
Azote.	13^{cc} 03	12^{cc} 5
Carbonate calcique	0.1894	0.1623
Id. magnésique	0.0105	0.0176
Id. ferreux	0.0010	0.0008
Silice	»	0.0175
Total du dépôt par ébullition	0.2009	0.1982
Silice	0.0479	0.0365
Sulfate de chaux	0.0928	0.0810
Id. de magnésie.	0.0735	0.0493
Id. de soude	0.0327	0.0545
Id. d'alumine.	0.0081	0.0003
Chlorure de sodium	0.0300	0.0274
Phosphate de chaux.	0.0076	traces.
Total des principes restés dissous . . .	0.2916	0.2461
Total des principes fixes dosés	0.4925	0.4443

Source de Soufre.		Source d'Alun	

Matières organiques. — Très variable.

Lithine . . . traces . .	} 0.0050	traces.	} 0.0095
Potassium . . douteux .		douteux	
Strontium . . douteux .		douteux.	
Iode . . . . douteux .		traces.	

Matière organique ou barégine des eaux d'Aix.

La barégine d'Aix, séchée à 100°, laisse 54 % de cendres, composées, pour 100 parties, de :

Silice	37.41	
Alumine	4.87	
Oxide de fer . . .	10.00 environ.	
Matières non dosées. { Chlorure, acide. . Sulfurique, acide . Carbonique, etc. . }	11 76	
Magnésie	Peu.	
Iode	Nul.	
Total	100	

Analyse Wilm, 1878.

ANALYSE DES EAUX DE CHALLES

GRANDE SOURCE

Source principale. — *Température* : 10°5.

Titre sulfhydrométrique observé (1).   0ᵍʳ 226 d'hydrogène sulfuré.
Acide carbonique libre. . . . . . . 0ᵍʳ 0674 (soit 33ᶜᶜ 13).
Azote 24ᶜᶜ 3
Dépôt obtenu par l'ébullition.— Carbonate de chaux. 0.0772
                   Id.   de magnésie 0.0496

                Total du dépôt par litre . . 0.1268

	Silice	0.0227
	Alumine.	0.0059
	Sulfhydrate de sodium	0.3594
	Carbonate (primitivement à l'état	
Principes restés dissous	de bicarbonate).	0.5952
après dépôt des carbo-	Sulfate	0.0638
nates.	Chlorure	0.1554
	Bromure.	0.0037 6
	Iodure.	0.0123 5
	Sels de lithium et de potassium .	traces.

                                  1.2185 1
          Total général par litre 1.3453 1

Ce groupement a été calculé d'après les résultats analytiques ci-après :

Soufre. 0.212
Chlore . . . . 0.0967 par litre.
Brome. 0.00292
Iode. 0.01066
Acide sulfurique 0.0431 5
Sodium 0.4812
Silice 0.0227 5
Alumine 0.0059

    Analyse Wilm, 1878.

(1) C'est un titre qui peut être envisagé comme une moyenne, et il s'élève quelquefois à 0,260 d'hydrogène sulfuré.

PETITE SOURCE

Carbonate de chaux	0.1315
Id. de magnésie	0.0206
	0.1521
Silice et alumine.	0.0232
Sulfhydrate de sodium	0.0059
Sulfate Id.	0.1557
Carbonate Id.	0.1146
Chlorure Id.	0.0232
Iodure Id.	0.0080
	0.3306
Total général par litre . . .	0 4827

Résultats analytiques directs à part les carbonates :

Silicé et alumine	0.0232
Soufre	0.0033 7
Acide sulfurique (S O^4)	0.1053
Chlore	0.0141
Iode	0.0068
Brome	douteux.
Sodium	0.1130
Lithine	traces,

Analyse Wilm, 1878.

TABLE

A

B

C

E

F

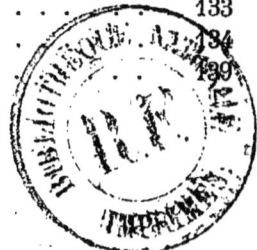

FIN DE LA TABLE

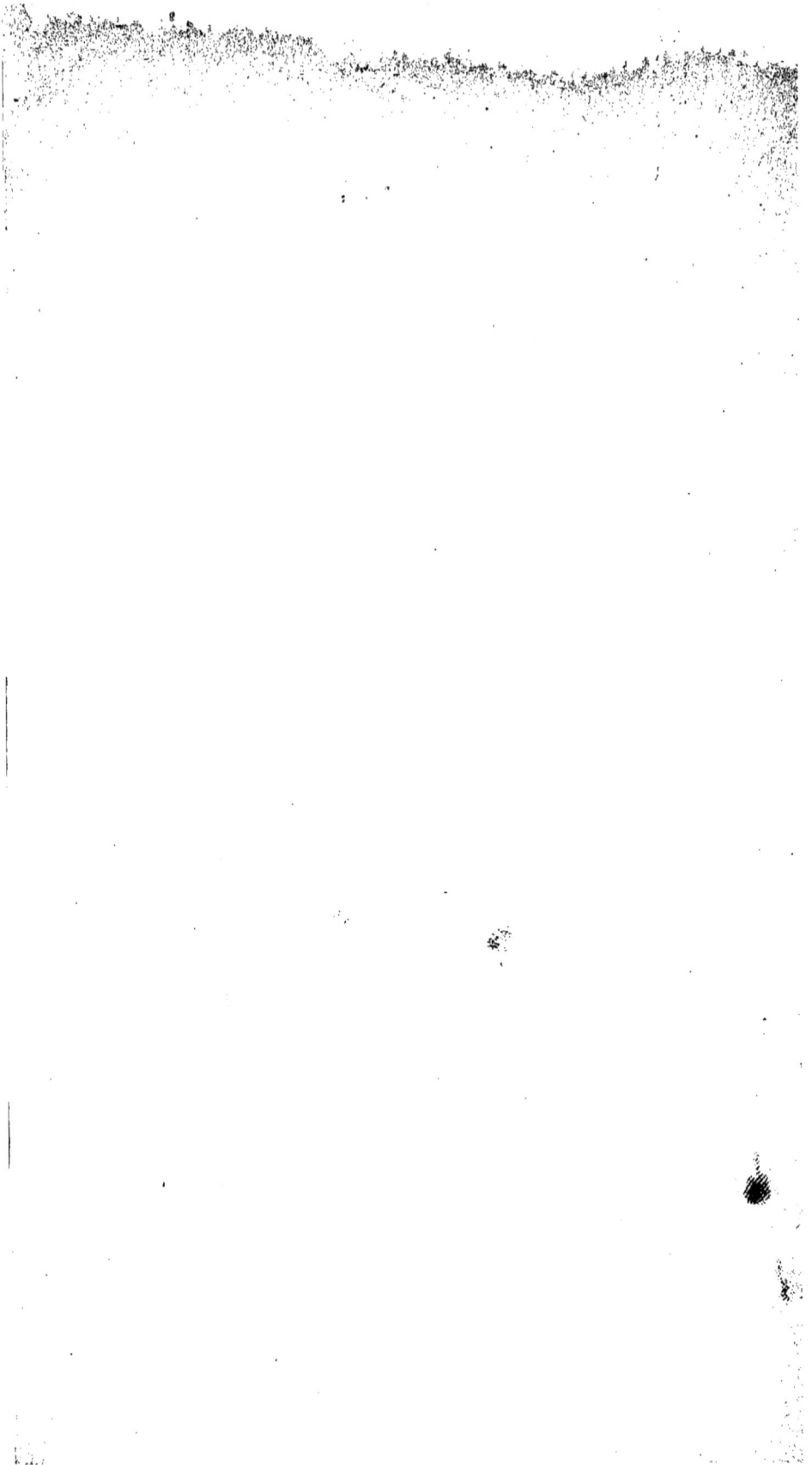

www.ingramcontent.com/pod-product-compliance
Lightning Source LLC
Chambersburg PA
CBHW071857200326
41519CB00016B/4421